新装版

今ある ガンが消える スープ

済《わた》陽《よう》高《たか》穂《ほ》 監修　松尾みゆき レシピ製作

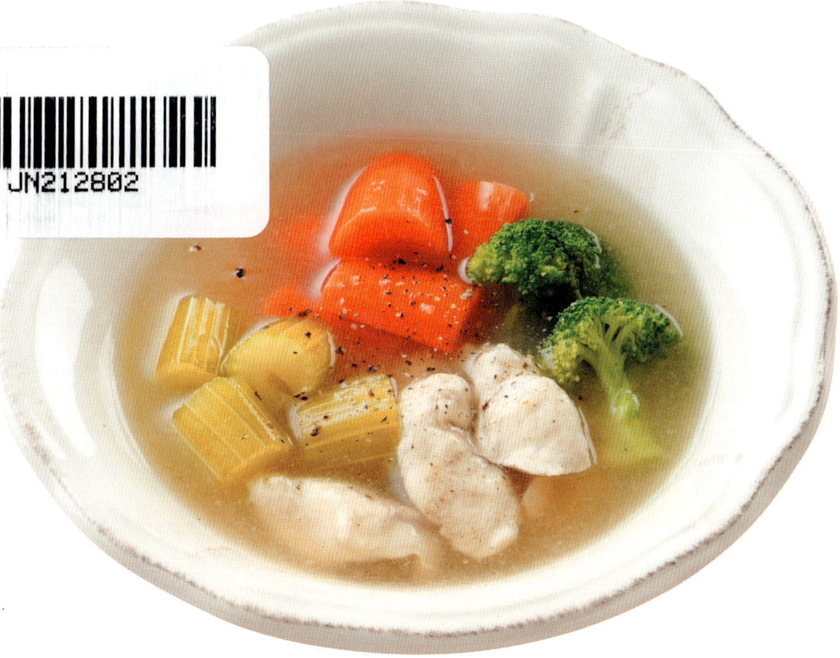

PHP

はじめに

ガン患者が激増するなか、私は消化器ガンを専門としてさまざまな治療を行ってきました。その経験から、従来の手術、抗ガン剤治療、放射線治療という三大療法での治療が困難な、あるいは適応されにくい進行・晩期ガン症例では、玄米菜食、減塩、動物性(四足歩行動物)たんぱく・脂肪制限などの食事療法を併用することで、目覚ましい病態の改善が得られることを実感しました。

食事療法のなかでも、大量の新鮮なジュースに負けない効果がみられるのが滋味豊かなスープです。約５０００年前(紀元前３０００年ころ)の人類は、食糧を果物や堅果類の採取や、漁労によって調達しましたが、麦などの農耕・牧畜が定着するにつれて、火や土器を手にするようになりました。この頃から料理法が生活にもたらされ、その基本となったのがスープといえます。

スープの長所は、消化がよく食べやすいことで、手術後の胃腸の働きが十分でない場合も無理なく栄養がとれます。ビタミン、ミネラル、食物繊維に富み、からだのサビを落とす抗酸化物質やポリフェノールを大量に含んでいるスープは、「ガン体質を改善し、予防に役立つ食事」なのです。

そしてスープは通常の食事に比較して炭水化物の量が少なく、血糖値が急激に上昇しない低カロリー食でもあります。老化を早め、動脈硬化を促進する血糖値の急上昇を防ぐスープは、健康食の基本とさえいうことができます。

世界各国にはそれぞれ自慢のスープがあります。なかでも世界の三大スープといわれるものが、中国のフカヒレスープ、タイのトムヤムクン、フランスのブイヤベースなどで、いずれも魚介類と野菜を基本とした風味豊かなものばかりです。フカヒレスープは、宮廷料理の代表ともいえる満漢全席にも挙げられており、永く珍重されてきた歴史がうかがわれます。

おそれながら、私の大先輩がガンの手術を受けた際、宮内庁から賜ったお見舞いが、炒り玄米のおじや（スープ）でした。炒り玄米の芳ばしさにそそられ、「食事が大いに進んだ」と述懐されたのを耳にし、皇室１５００年の伝統が偲ばれたことを思い起こします。

本書は２０１２年に刊行した『今あるガンが消えるスープ』を、食品成分表の改訂にともなう最新版の栄養価に更新し、新装版にしたものです。

本書が、食べやすいスープから食事を工夫し、どなたも末永く健康生活を送られる一助となることを願っております。

2024年9月　西台クリニック理事長　済陽高穂

本書の使い方

済陽式食事療法の８大原則を守りつつ、おいしく食べられるスープ、おかゆなどのレシピを１２０品紹介しています。

免疫力アップ　クエン酸代謝　ミネラルバランス　腸内環境

アイコン

油揚げでおいしさアップ

けんちん汁

免疫力アップ　腸内環境

野菜スープ 1

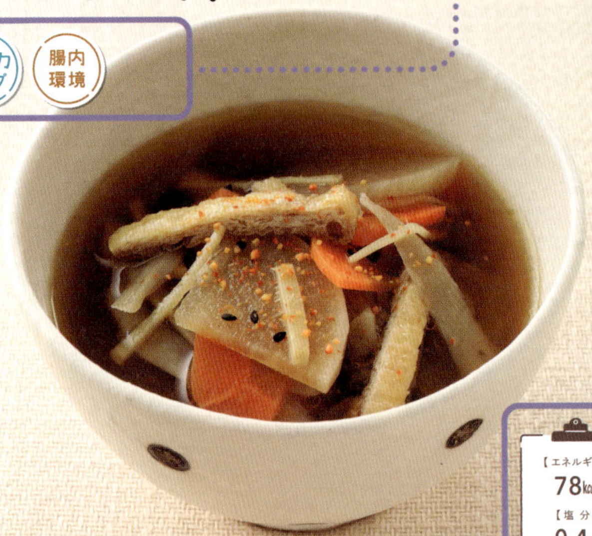

【エネルギー】78kcal
【塩分】0.4g

材料（2人分）

ごぼう	1/4本
大根	2cm
にんじん	1/6本
しょうが	1/2かけ
油揚げ	1/2枚
ごま油	大さじ1/2
だし汁	1と1/2カップ
減塩しょうゆ	小さじ1
七味唐辛子	少々

作り方

1. ごぼうは包丁の背で皮をそぎ、ささがきにして水にさらす。大根とにんじんはいちょう切りに、しょうがは千切りにする。油揚げは熱湯をかけて油抜きし、短冊切りにする。
2. 鍋にごま油としょうがを入れて弱火で熱し、香りが出てきたら中火にし、水けをきったごぼう、大根、にんじんを加えてさっと炒め、だし汁を加える。煮たったら、油揚げを加えて10分ほど煮る。
3. 2に減塩しょうゆを加え、混ぜる。器に盛り、七味唐辛子をふる。

44

どの章から選ぶ？

章ごとに「野菜がたっぷり入っている（第2章）」「野菜とたんぱく質がいっしょにとれる（第3章）」「玄米をよりおいしくいただく（第4章）」「冷製スープやデザートを楽しむ（第5章）」などテーマが決まっているので、そのときの気分に合わせてレシピを探しやすくなっています。

栄養量

1人分のエネルギー量と塩分量を記載しています。エネルギーは済陽式食事療法では特に制限されていませんが、目安として参考にしてください。塩分量は通常のレシピに比べかなり控えているので、ガン治療中でない方は好みで調整してください。

材料・作り方

材料は、基本は2人分の量を表示してあります。無農薬野菜の場合は、皮ごと使えるものは丸ごと使っても問題ありません。どのレシピもスーパーなどで手に入れやすい食材を使っています。作り方の時間は2人分の量でつくる場合の目安です。1人分でつくる場合は火加減や水分の量などに気をつけてください。

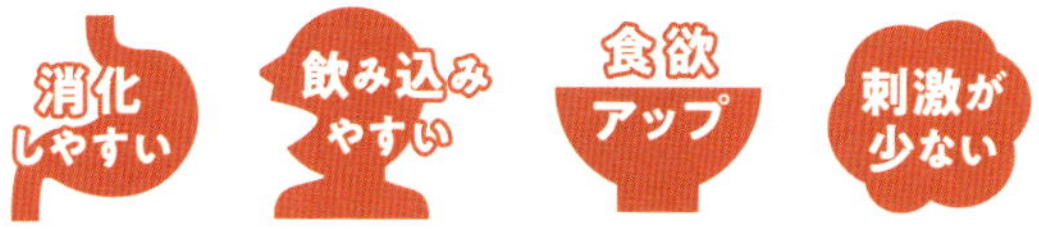

食感や食べやすさを示すアイコンも入っているので参考にしてください。

がん予防に効くポイント

がん予防に役立つポイントをわかりやすくアイコンで示しています。

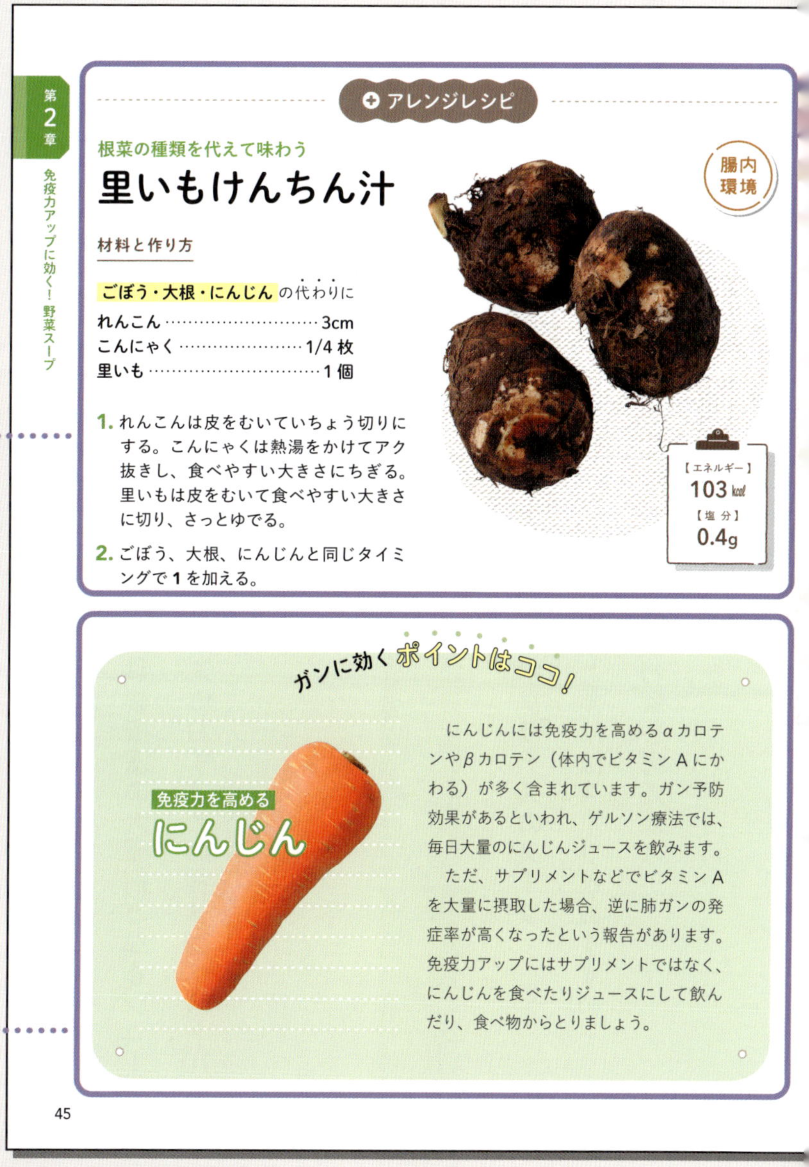

第2章 免疫力アップに効く！ 野菜スープ

⊕アレンジレシピ

根菜の種類を代えて味わう

里いもけんちん汁

腸内環境

材料と作り方

ごぼう・大根・にんじんの代わりに

れんこん……3cm
こんにゃく……1/4枚
里いも……1個

1. れんこんは皮をむいていちょう切りにする。こんにゃくは熱湯をかけてアク抜きし、食べやすい大きさにちぎる。里いもは皮をむいて食べやすい大きさに切り、さっとゆでる。
2. ごぼう、大根、にんじんと同じタイミングで1を加える。

【エネルギー】103kcal
【塩分】0.4g

ガンに効くポイントはココ！

免疫力を高める にんじん

にんじんには免疫力を高めるαカロテンやβカロテン（体内でビタミンAにかわる）が多く含まれています。ガン予防効果があるといわれ、ゲルソン療法では、毎日大量のにんじんジュースを飲みます。

ただ、サプリメントなどでビタミンAを大量に摂取した場合、逆に肺ガンの発症率が高くなったという報告があります。免疫力アップにはサプリメントではなく、にんじんを食べたりジュースにして飲んだり、食べ物からとりましょう。

45

アレンジレシピ

基本のレシピの食材や調味料を代えた、アレンジレシピを紹介しています。作り方の基本はできるだけ変えず、代わりに加える食材の切り方や、加えるタイミングを説明するなど、わかりやすいように工夫しています。

ガンに効く食材

レシピで使用している食材のなかで、ガンに効くとされているものをピックアップして紹介しています。その食材の何がガンに効くのか、どうとればいいのかなど、わかりやすく解説しています。

もくじ

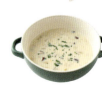

第2章 免疫力アップに効く！ 野菜スープ

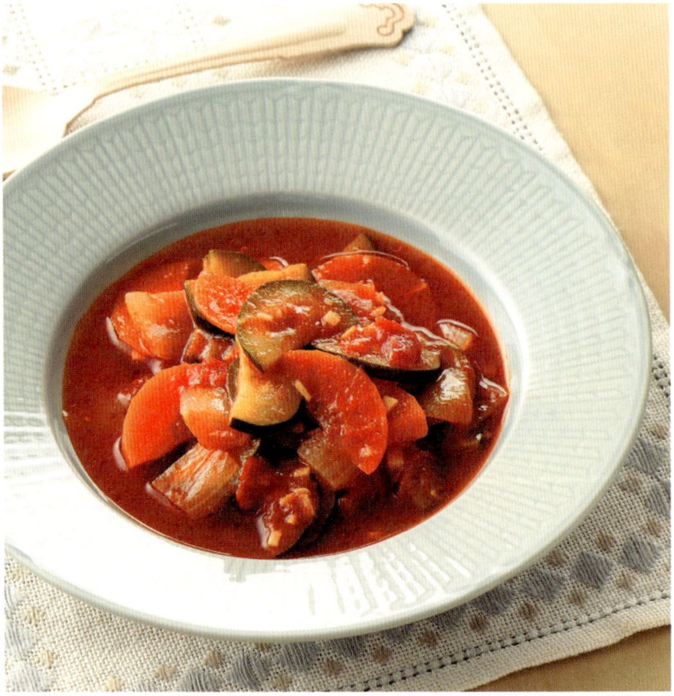

第3章 ひと皿で満腹に！ メインのおかずになるスープ

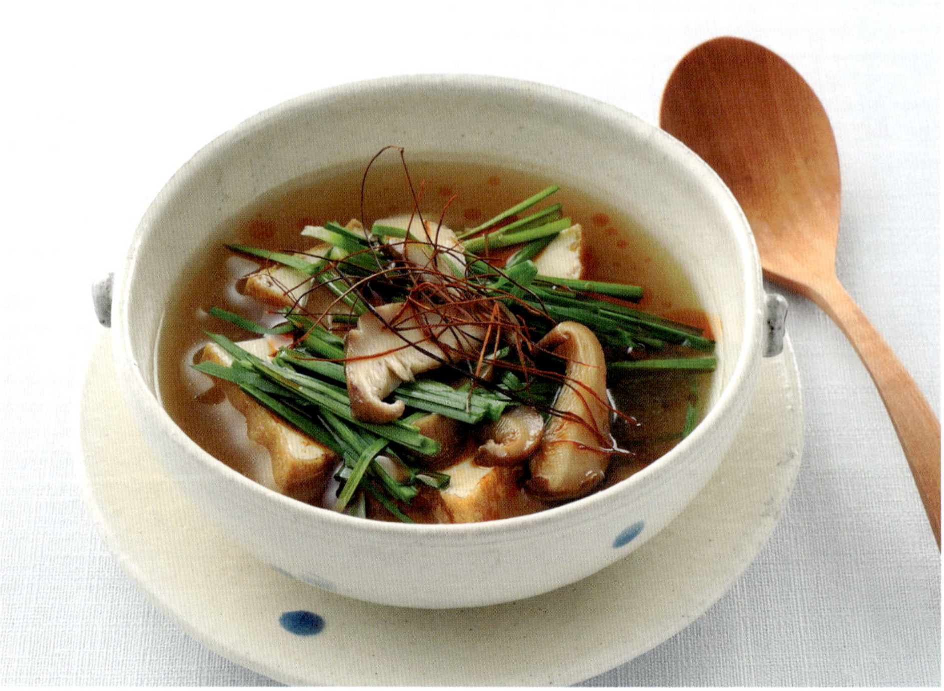

第4章 スープにすると食べやすい！ 玄米スープ

第5章 ときには冷たいものも！ 冷製スープ&デザート

・プロローグ・

免疫力を高める食べ物でガンに克つ

済陽式食事療法は難しく考える必要はありません。
ガンを促進する食べ物を控え、
ガンを抑制する食べ物をとるようすすめているだけです。
ここでは、済陽式食事療法の基本やこれまでの実績など、
基本的なことをご説明いたします。

今あるガンが食べ物で消える!?

ガンの要因の50%近くを食事が占めている

『今あるガンが消えていく食事』（マキノ出版）を上梓し、食生活がガンと深く関わっているということは、以前に比べると世間に認知されてきました。

しかし、ガンが食事で消えるわけがない、とても信じられないと疑う方もまだ少なくありません。家族にすすめられ、気が進まないけれどやってみた、そんな患者さんもおられます。

それでも、私がガン予防に食事が大事だと確信し、患者さんに指導しているのは、ガンの要因に食事が大きく関係しているという研究結果があるからです。

イギリスのオックスフォード大学名誉教授であったリチャード・ドール博士の研究によると、ガンの要因の35%は食事、30%が喫煙となっています。アルコールや医薬品、食品添加物などを含むと、ガンの要因の50%近くが食品（口から入るもの）と考えることができます。

ガン細胞はさまざまな要因で発生していますが、すべてが大きくなり、生命を脅かすわけではありません。ガン細胞と呼ばれるサイズになるまでは長い年月がかかりますし、人間のからだにはガン細胞が成長することを抑制する防御システムが備わっています（16ページ参照）。

ところが、食事によってはガンを抑制するどころか、逆に促進してしまうことがあります。

済陽《わたよう》式《しき》食《しょく》事《じ》療法《りょうほう》はガンを促すものを避け、ガンを抑制するものを大量にとるようすすめています。その結果、ガン促進の体質が、抑制する体質へ変化し、ガンの治癒・改善につながります。

晩期ガンの患者さんにも効果がある済陽式食事療法

済陽式食事療法の研究・指導を始めてから、もう27年近くになります。最初は手探りで進めていましたが、別の病院ではもう手がつけられないと診断された晩期ガンの患者さんが、劇的に回復する姿を目にして、自信を持ってすすめられるようになりました。

もちろん、すべての患者さんが回復するわけではありませんが、晩期ガンや再発ガンの患者さんがほとんどを占める状態で、60%以上が治癒・改善するのですから、かなり高い治癒率といっていいのではないでしょうか。

ドール博士によるガンの要因分析

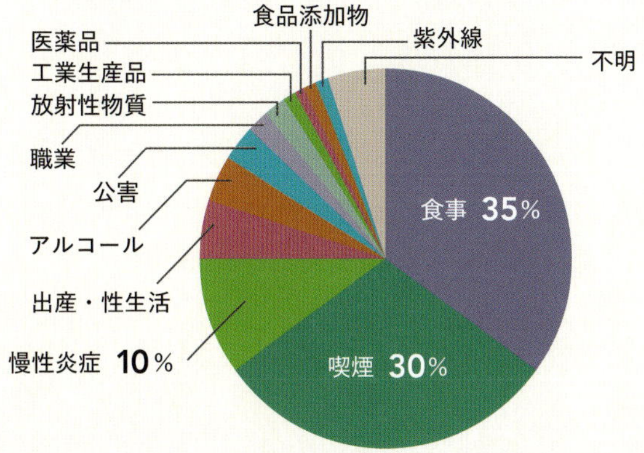

済陽式食事療法の治療成績

症 例 (数)	寛解	状態が改善	変化なし	進行した	死 亡
食道ガン(16例)	5	4	0	0	7
胃ガン(63例)	7	32	2	2	20
肝臓ガン(28例)	5	10	0	1	12
膵臓ガン(62例)	7	27	1	1	26
胆道ガン(28例)	3	10	0	3	12
大腸ガン(123例)	11	72	2	5	33
前立腺ガン(53例)	13	24	6	5	5
乳ガン(63例)	10	28	1	10	14
悪性リンパ腫(21例)	3	13	0	2	3
その他(48例)	7	15	2	5	19
合計 505例	71	235	14	34	151

西台クリニック(2017年・平均調査期間5カ年)

有効率(寛解+状態が改善)

60.6%

西台クリニック(2017年/505例)

今あるガンはこうして消えていく

ガンを促す食べ物 ガンを抑制する食べ物

ガン細胞はいきなり体内に発生するわけではありません。もともとは自分の細胞だったものが、遺伝子が傷つけられたり、遺伝子がコピーされるときにエラーが発生したりして、ガンの前段階である「ガンの芽」が発生します。

最初に発生するガンの芽の大きさは、100分の1ミリメートル程度とほんの小さなものです。また、ガンの芽は健康な人でも1日に3000～5000個発生しているといわれています。

すべてのガンの芽がガン細胞に成長するわけではありません。ガン細胞の発生には、免疫力の低下、ガンを促進する食事、喫煙、ストレスなどさまざまな要因が関係しています。

人間にはガンの芽を攻撃する力（免疫力）が備わっています。免疫力を高めてガンを抑制する食事を心がければ、ガンの芽が成長するのを防ぐことができますし、ガンを消すこともできます。

健康な人でも
ガンの芽は**1日**に
3,000～5,000個
発生している

最初の大きさは
ガンの芽 1/100mm

ガンの芽の発生
STEP 1

イニシエーション（成長期）

なんらかの要因で細胞の遺伝子が傷ついたり、遺伝子がコピーされるときにエラーが発生したりして、ガンの芽が発生する。ガン細胞の前段階

▼

その人に備わっている免疫力が働く

免疫力とは体内に侵入した異物やウイルス、病原体、ガン細胞を攻撃したり、無害化したりして、からだを守ろうとする力。主に白血球が中心になって働く。

▼

ガンの芽は消える

ガン細胞はこうして発生・成長する

免疫力以上にガンの芽が発生すると

STEP 2

ガンの成長が促進される

プロモーション（促進期）

イニシエーションを受けたガン細胞が、ある条件下で増殖をくり返している状態。ガン細胞の成長を促すものをプロモーター（促進物質）、抑制するものをアンチ・プロモーターと呼ぶ

ガンの成長を促す プロモーター

1. 過剰な活性酸素
2. 塩分の過剰摂取
3. クエン酸代謝の異常
4. 動物性食品の過剰摂取

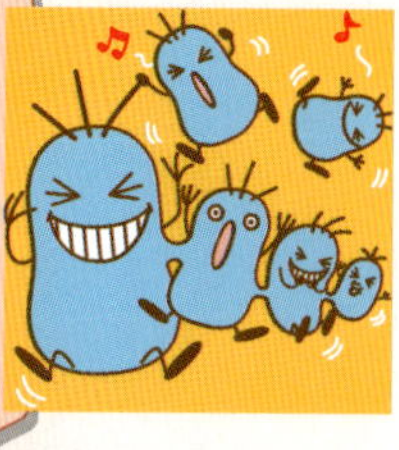

ガンの成長を抑制する アンチ・プロモーター

1. 活性酸素の害を防ぐ抗酸化物質
2. 塩分の排出を促すカリウム
3. クエン酸代謝を正常にするビタミンB_1
4. 免疫力に働く腸の環境を整える食物繊維
5. 免疫力を活性化する食べ物

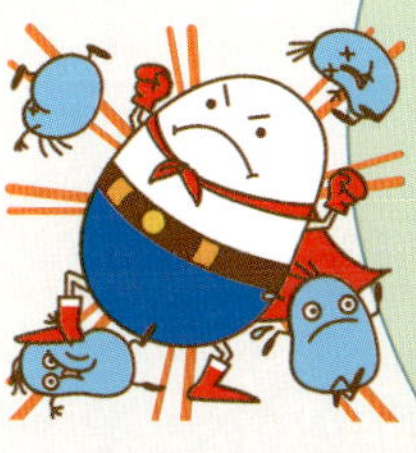

ここで食い止めることが大切！

STEP 3

ガン細胞が爆発的に増殖する

プログレッション（進行期）

プロモーターの影響で増殖しているガン細胞に、遺伝子異常が生じて腫瘍性変化を起こし、増殖のスピードが爆発的に高まった状態

そのままの食事を続け、免疫力が低下した状態が続くと……

10～20年後には……ガンの大きさ1cmに！

済陽式食事療法の8大原則

アンチ・プロモーターで ガンの発生や成長を抑制する

ガンの要因となる活性酸素は、喫煙、激しい運動、過度の飲酒、農薬や食品添加物、紫外線などで増えますが、体内でエネルギーがつくられるときにも発生します。そのため、人間の体内には活性酸素を無害化するシステムが備わっているのですが、加齢とともにそのシステムが衰えたり、外的な要因で活性酸素が体内で大量に発生したりすると、処理が間に合わなくなってガンが発生します。

そのため、済陽式食事療法では活性酸素を無害化する抗酸化物質をとるようすすめています。大量のジュースを飲むよう指導するのは、野菜や果物に含まれている抗酸化物質を効率よくとるためです。βカロテン、ビタミンC、ビタミンEのほか、野菜に含まれる色や苦み、からみなどの成分であるファイトケミカルが代表的な抗酸化物質です。

野菜や果物には、このほかにも塩分の過剰摂取によって乱れた体内のミネラルバランスを正常に戻すカリウム、免疫力を左右する腸内環境を整える食物繊維などが含まれています。

ほかに、体内のエネルギーをつくり出すクエン酸代謝がスムーズに働いていないと、発ガンが促されるという研究報告があります。これを解消するためには、ビタミンB_1が豊富な胚芽を含む穀類、豆類などを毎日とるようにしましょう。

レモン、はちみつ、にんにく、ねぎ類、ハーブ類など免疫力を高める食べ物をとることも大切です。

プロモーターは できるだけとらないようにする

そしてもうひとつ大切なことは、ガンの成長を促すプロモーターをできるだけとらないようにすることです。

その代表が塩分、動物性食品（牛、豚、羊など四足歩行動物）、食品添加物を含む加工食品、ろ過されていない水道水（塩素が発ガンを促す）です。

これらをとるとガンはさらに成長していきます。本気でガンを治したい場合はできるだけとらないのが理想です。体質改善にかかるのは3カ月から半年ほどです。半年を過ぎて症状が落ち着けばゆるめることも可能ですので、まずはがんばってみてください。もちろん、禁煙、禁酒も大原則です。

済陽式食事療法の8大原則

1 塩分を制限する

治療中　かぎりなく無塩に近づける　予 防　1日5g以内

2 動物性たんぱく質・脂質を制限する（四足歩行動物の制限）

治療中　四足歩行動物は半年から1年間は厳禁。基本は1日1個の卵。
1日1回の鶏肉や白身魚、貝類、甲殻類（通常の半量程度）

予 防　基本は1日1個の卵と1日1回の鶏肉、1日1回の魚介類。
四足歩行動物は週に1回程度

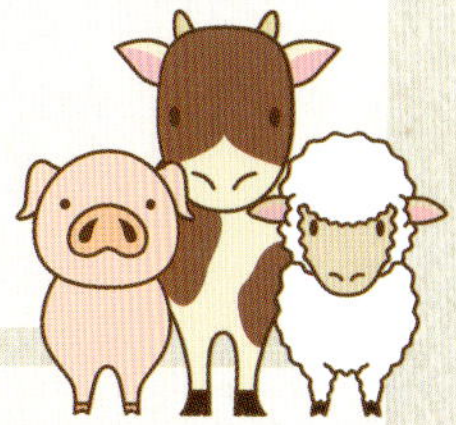

3 新鮮な野菜と果物（低・無農薬）を大量にとる

治療中　1日1.5～2ℓのジュースと野菜500g

予 防　1日200～500mℓのジュースと野菜350～500g

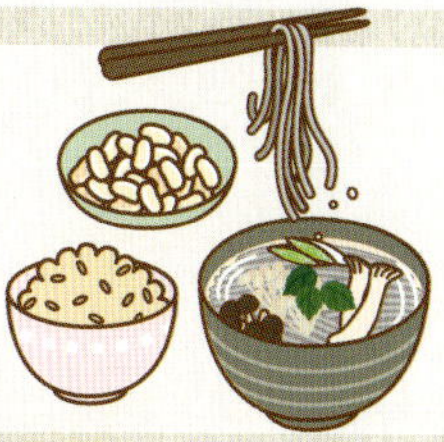

4 胚芽を含む穀物、豆類、いも類をとる

治療中　毎日1食は玄米。豆類、いも類は1日1回はとる

予 防　週に1～2回は玄米。豆類、いも類は1日1回はとる

5 乳酸菌、海藻類、きのこ類をとる

治療中　ヨーグルトは1日300～500g。海藻類、きのこ類はそれぞれ1日1回

予 防　ヨーグルトは1日300g。海藻類、きのこ類はそれぞれ1日1回

6 レモン、はちみつ、ビール酵母をとる

治療中　レモンは1日2個、はちみつは1日大さじ2杯、エビオス錠は1日20錠

予 防　レモンは1日2個、はちみつは1日大さじ2杯

7 油はオリーブ油かごま油にする

8 水道水ではなく自然水（ナチュラルミネラルウォーター）を飲む

済陽式食事療法の大原則となるジュース

フレッシュジュースを1日に1.5～2ℓとる

　済陽式食事療法の基本は、大量の野菜・果物ジュースを毎日飲むことです。大量の野菜・果物ジュースは、済陽式食事療法以外のガン食事療法でも中心となっています。ガンの食事療法で世界的によく知られる「ゲルソン療法」、日本の「甲田療法」や「栗山式食事療法」、1830年代からアメリカで起こった「ナチュラルハイジーン」などは、大量の野菜や果物を生でとるために、しぼりたてのジュースを飲むことをすすめています。

　ジュースがすすめられるもっとも大きな理由は、一度にたくさんの野菜や果物をとることができる点です。私も毎朝ジュースを飲んでいますが、その内容はキャベツ1／4個、にんじん1本、ピーマン1個、りんご1／2個、グレープフルーツ1個、レモン1個、はちみつ大さじ1～2杯でつくります。これをジューサーにかけると、できあがるジュースの量は約500㎖なので、無理なく飲み干せます。これを生でそのまま食べることは難しいでしょう。

　野菜や果物を生でとるのは、ビタミンやファイトケミカルのなかには、加熱すると壊れてしまうものがあるためです。野菜に含まれる、ガン予防に効く栄養素を効率よくとるためにはジュースにするのが最適といえます。

つくりおきはせず しぼりたてを飲む

　気をつけていただきたいのが、ジュースはしぼりたてを飲むということです。つくりおきをしてしまうと、ビタミンなど栄養素が壊れてしまい、せっかくの効果が低下してしまいます。外出時でジュースがつくれないときには、栄養素が壊れないようフリーズドライなどで加工した青汁がおすすめです。市販されている野菜ジュースは含まれている栄養素が減っているうえ、食品添加物が含まれているのでおすすめできません。

　また、ミキサーではなくジューサーでつくってください。ミキサーでつくると栄養素が壊されてしまいますし、食物繊維が多すぎて腸に負担をかけてしまうことがあります。ジューサーにはいろいろな種類がありますから、1回につくる分量や栄養素がどれくらい効率よくとれるかなど比較して選びましょう。

基本のジュースの作り方

ガン予防に必須

グリーンジュース

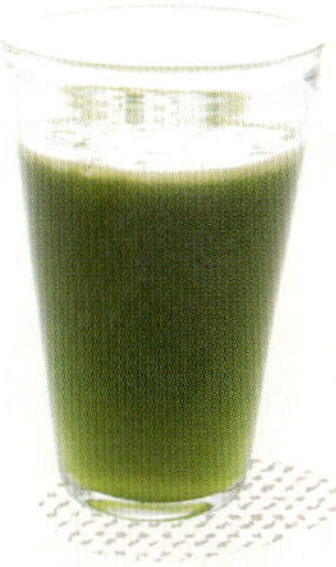

キャベツには抗ガン作用のあるイソチオシアネートやペルオキシダーゼが含まれています。キャベツの量をもう少し増やしてもOK。キャベツの代わりにブロッコリー1株、春菊2/3束、小松菜1/2束、チンゲンサイ2株、水菜2/3束を入れてバリエーションを楽しみましょう。

材料（400～500㎖）

キャベツ……………………4枚
りんご………………1と1/2個
レモン………………………1個

作り方

1. りんごは種と芯を取り除く。レモンは皮をむいて、くし形に切る。キャベツは1枚ごとに丸めておく。
2. 1をジューサーにかける。

ゲルソン療法でよく知られる

にんじんジュース

にんじんには免疫力を高めてガンを防ぐβカロテンが豊富に含まれています。ミネラルバランスを整えるカリウム、抗酸化作用が強いビタミンCも含まれるのでガン予防におすすめのジュースです。ゲルソン療法ではにんじんジュースを大量に飲むようすすめています。

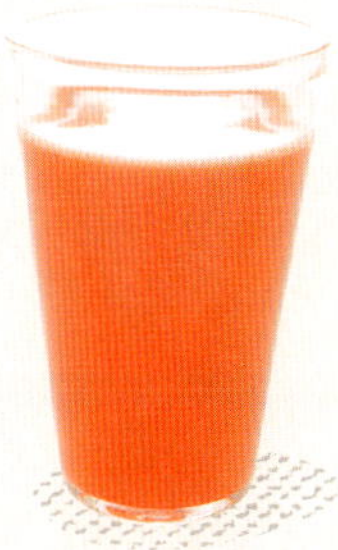

材料（400～500㎖）

にんじん……………………2本
レモン…………1個（好みで）
オレンジ……………………2個

作り方

1. にんじんは皮をむいて、適当な大きさに切る。レモンとオレンジは皮をむいて、くし形に切る。
2. 1をジューサーにかける。

腸内環境を整える

ヨーグルトジュース

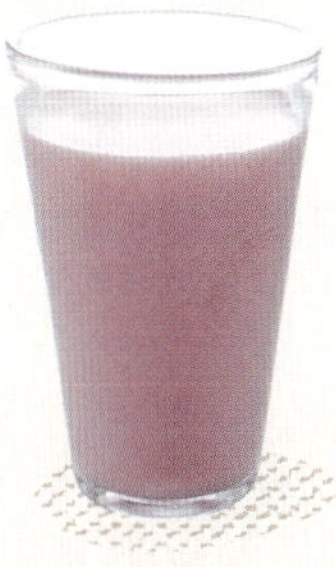

毎日とるようすすめられるヨーグルト。そのまま食べるのにあきたときには、ジュースでとってもいいでしょう。ブルーベリーのように抗酸化作用の強いものを組み合わせるのがおすすめ。赤パプリカ1個、トマト2個、ぶどう2/3房、グレープフルーツ2個などに代えてもOK。

材料（400～500㎖）

ヨーグルトドリンク….1カップ
ブルーベリー……………250g
レモン………1/2個（好みで）

作り方

1. レモンは皮をむいて、くし形に切る。ブルーベリーはよく洗う。
2. 1をジューサーにかけ、ヨーグルトドリンクを加えて混ぜる。

ジュースに
おすすめの食べ物
BEST 10

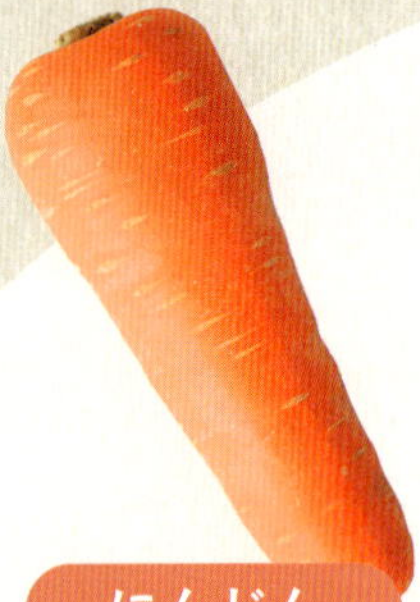

にんじん

抗酸化作用が非常に強いβカロテン、カリウムを多く含む

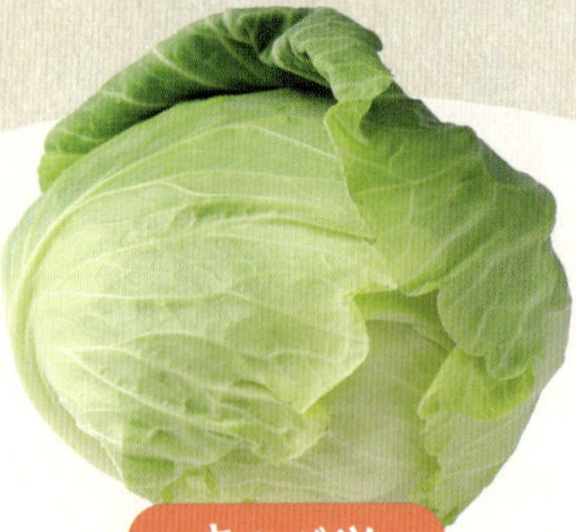

キャベツ

ガン予防に効くイソチオシアネート、ビタミンCを多く含む

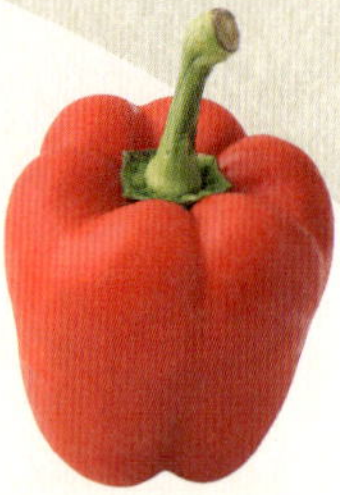

ピーマン

ガン予防のACE《エース》（ビタミンA、ビタミンC、ビタミンE）を含む

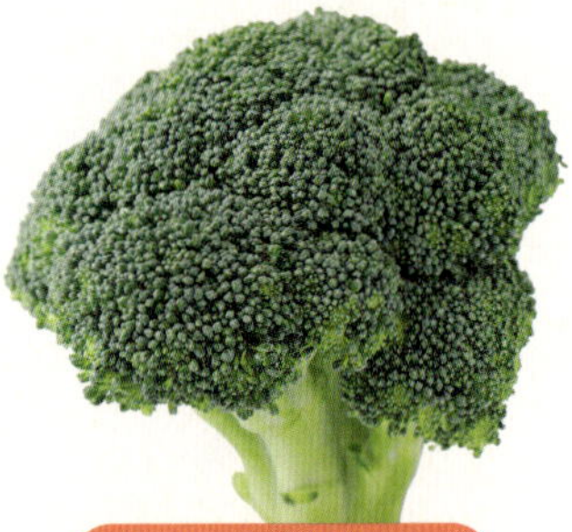

ブロッコリー

ガン予防に効くスルフォラファン、ビタミンCを多く含む

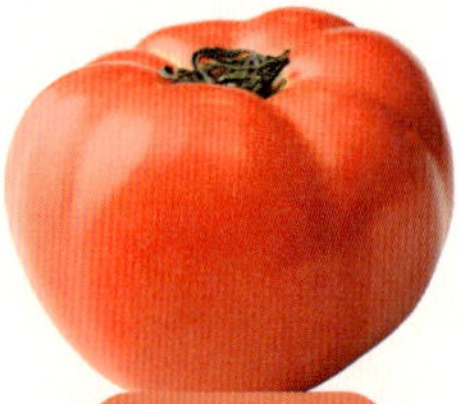

トマト

抗酸化作用が非常に強いリコピンを多く含む

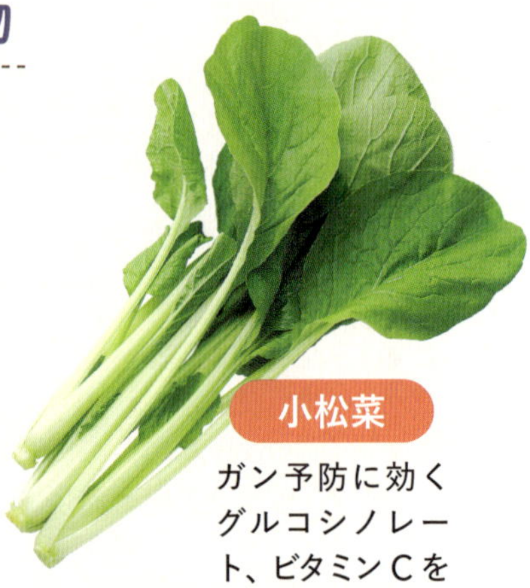

小松菜

ガン予防に効くグルコシノレート、ビタミンCを多く含む

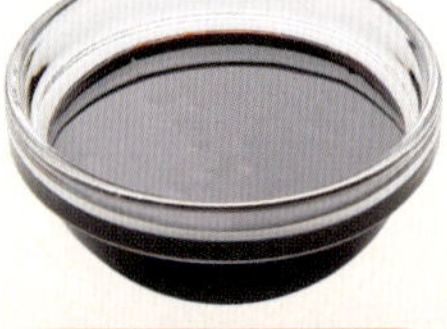

プルーン（プルーンエキス）

抗酸化作用が非常に強いアントシアニンを多く含む

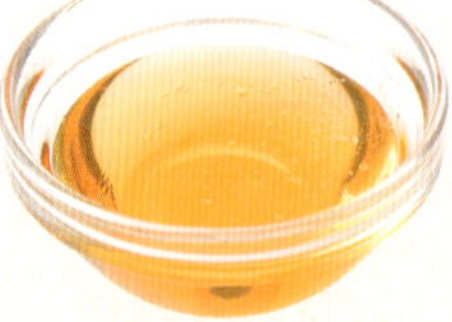

はちみつ

免疫力を高め、滋養強壮によい

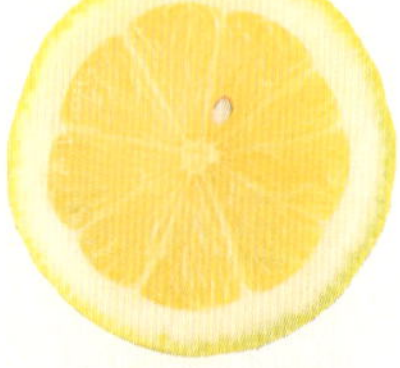

レモン

抗酸化作用が非常に強いビタミンC、クエン酸代謝をスムーズにするクエン酸を豊富に含む

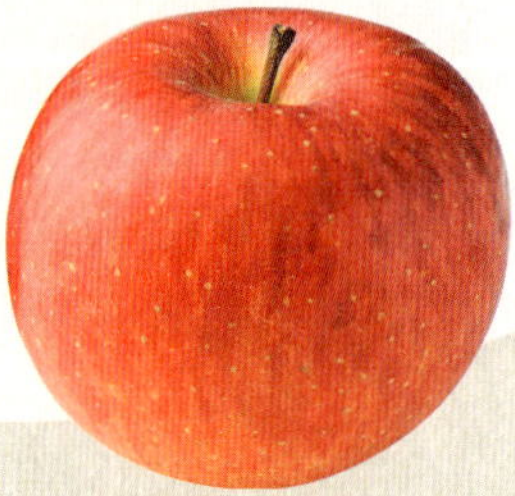

りんご

腸内環境を整えるペクチンを多く含む

・第1章・

免疫力を高め、ガンを抑制するスープ

済陽式食事療法の基本は
大量の野菜・果物ジュースですが、たくさんとれないという
患者さんにはスープをおすすめしています。
スープだって、免疫力を高め、体内の代謝異常を改善します。
ここでは、スープがどうしてガンに効くのかを
ご紹介いたします。

スープには野菜のパワーがつまっている

ファイトケミカルには加熱して活性化するものもある

　ビタミンCのように加熱すると壊れてしまう栄養素もありますが、ファイトケミカルのなかには、加熱することで抗酸化活性が増すものもあります。
　茨城県農業総合センター園芸研究所の報告によると、にら、菜花、せり、春菊、小松菜、菊、あしたばは、生のときよりもゆでたときのほうが抗酸化活性は高くなっています（次ページグラフ参照）。小松菜を除くと、どれもジュースには不向きな野菜なので、こうしたものは加熱調理したほうがいいでしょう。また、ガン予防・改善に効く食べ物のなかには、生では食べにくいものがあります。
　１９９０年にアメリカで発表された、ガンを抑制する効果が高い食べ物をまとめた「デザイナーフーズ・ピラミッド」のトップに紹介されているものは、にんにくです。しかし、にんにく入りのジュースをおいしく飲むのは難しいでしょう。
　そのほかにも、しょうが、玉ねぎ、ターメリック、玄米、全粒小麦、なす、ねぎ類、じゃがいもなど、加熱調理したほうが食べやすいものがあります。
　また、魚介類や貝類、海藻類、きのこ類のなかにも、免疫力を高め、ガン抑制に効くものがあります。これらを食べるためには、やはり加熱調理が必要です。

スープに凝縮された栄養素を丸ごといただく

　加熱調理には、煮る、蒸す、炒める、揚げるなどがありますが、もっとも栄養素を効率よくとることができるのが、煮る、つまりスープにして汁ごと飲む食べ方です。
　ビタミンやミネラル、ファイトケミカルには、水に溶けやすく、煮込んでいる間に汁に溶け出していくものがあります。汁ごと飲むスープは、溶け出した栄養素を丸ごといただくことができます。
　熱に弱いビタミンは多少減ってしまいますが、それらはジュースで十分とることが可能です。ジュースにスープをプラスすれば、ジュースでとりにくい栄養素をとることができるでしょう。
　スープをつくるときには「塩分」に注意することを忘れないようにしてください。だしをきかせて、減塩みそや減塩しょうゆ、減塩しおを使い、汁は少なめにして具を多くするなど配慮が必要です。

デザイナーフーズ・ピラミッド

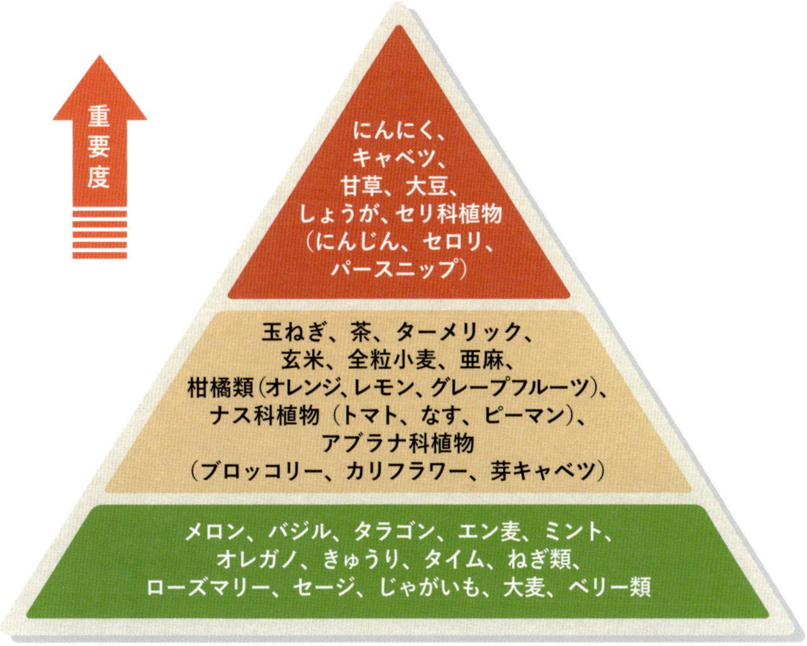
重要度
にんにく、
キャベツ、
甘草、大豆、
しょうが、セリ科植物
（にんじん、セロリ、
パースニップ）
玉ねぎ、茶、ターメリック、
玄米、全粒小麦、亜麻、
柑橘類（オレンジ、レモン、グレープフルーツ）、
ナス科植物（トマト、なす、ピーマン）、
アブラナ科植物
（ブロッコリー、カリフラワー、芽キャベツ）
メロン、バジル、タラゴン、エン麦、ミント、
オレガノ、きゅうり、タイム、ねぎ類、
ローズマリー、セージ、じゃがいも、大麦、ベリー類

加熱調理による抗酸化活性の変化

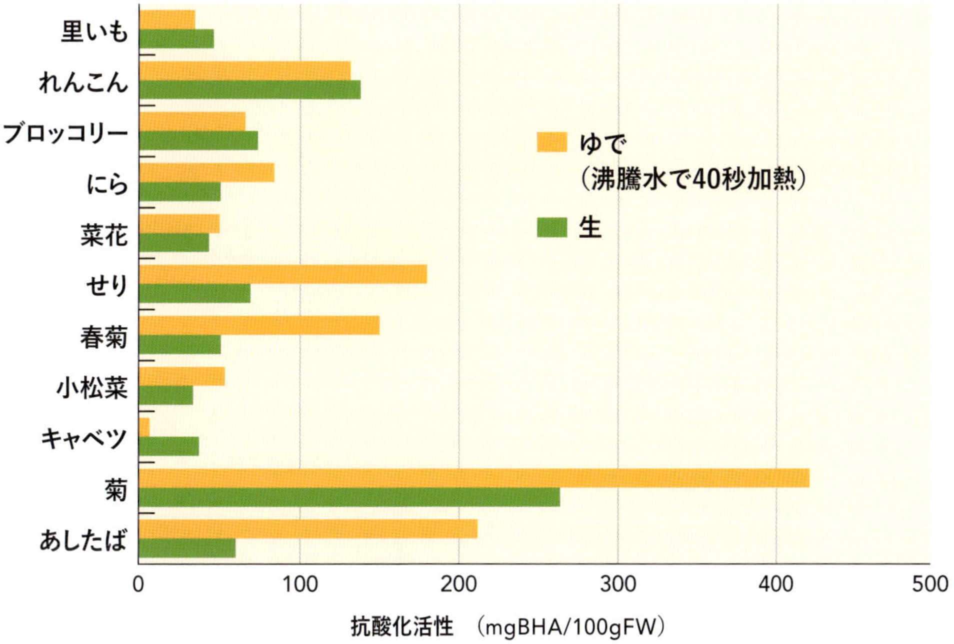

※「茨城県農業総合センター園芸研究所研究報告 第 14 号 , 27-33,2006 ／池羽智子、鹿島恭子」を基に作成

世界のスープいろいろ

日本にみそ汁があるように、世界各国に代表的なスープがあります。その土地の素材や気候を生かした、それぞれの国のよさが生きたスープ。ここでは代表的なものを紹介しています。**詳しい説明は 28～29 ページをご参照ください。**

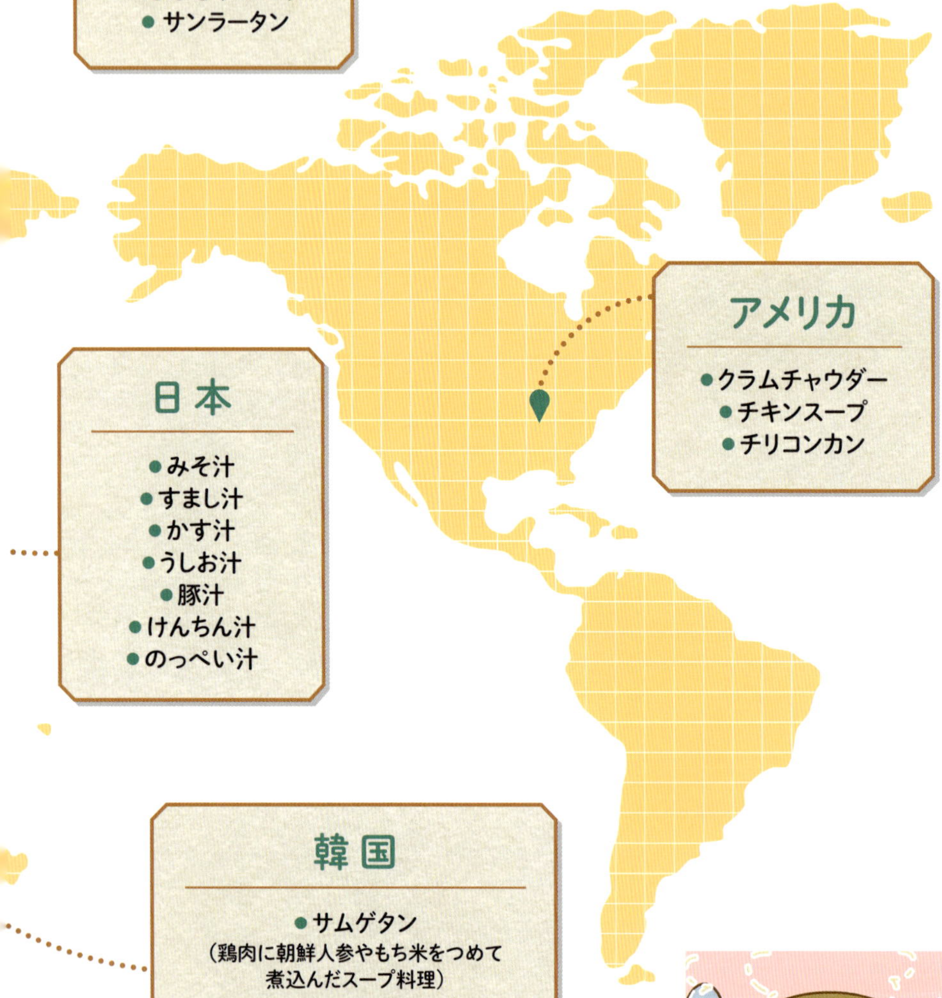

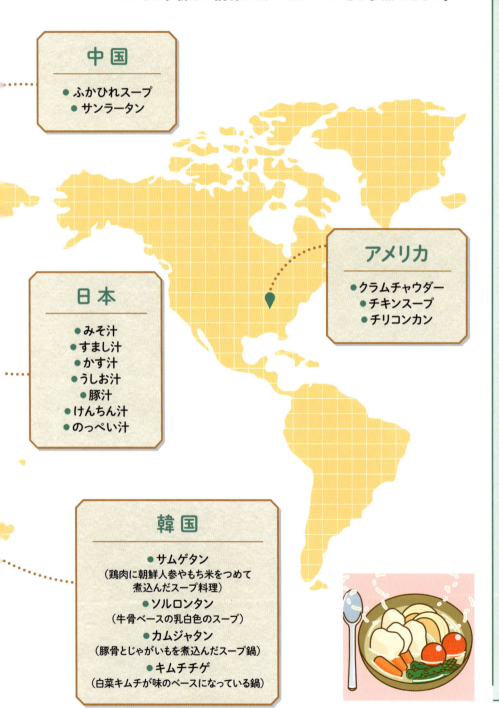

中国

- ふかひれスープ
- サンラータン

アメリカ

- クラムチャウダー
- チキンスープ
- チリコンカン

日本

- みそ汁
- すまし汁
- かす汁
- うしお汁
- 豚汁
- けんちん汁
- のっぺい汁

韓国

- サムゲタン
（鶏肉に朝鮮人参やもち米をつめて煮込んだスープ料理）
- ソルロンタン
（牛骨ベースの乳白色のスープ）
- カムジャタン
（豚骨とじゃがいもを煮込んだスープ鍋）
- キムチチゲ
（白菜キムチが味のベースになっている鍋）

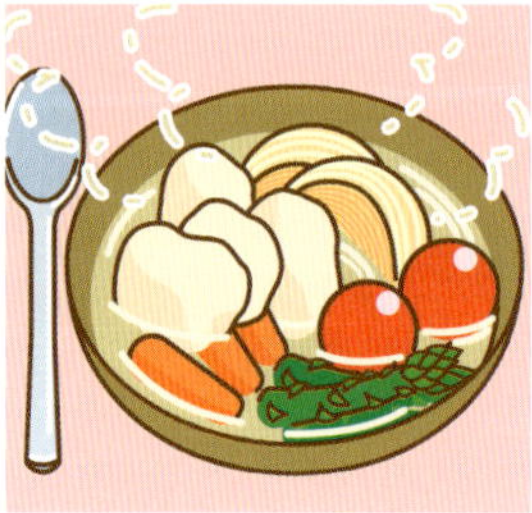

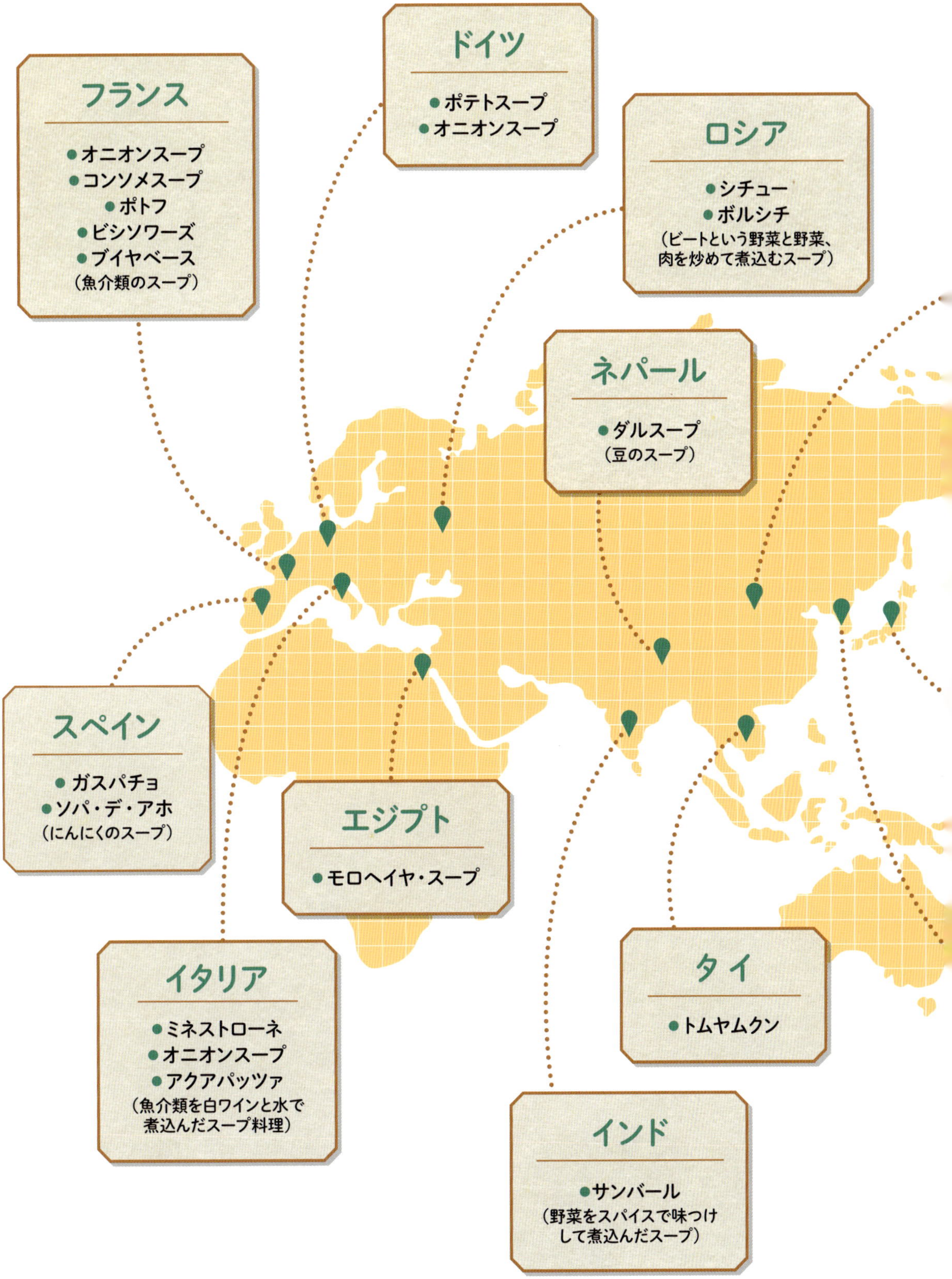
フランス
●オニオンスープ
●コンソメスープ
●ポトフ
●ビシソワーズ
●ブイヤベース
（魚介類のスープ）
ドイツ
●ポテトスープ
●オニオンスープ
ロシア
●シチュー
●ボルシチ
（ビートという野菜と野菜、肉を炒めて煮込むスープ）
ネパール
●ダルスープ
（豆のスープ）
スペイン
●ガスパチョ
●ソパ・デ・アホ
（にんにくのスープ）
エジプト
●モロヘイヤ・スープ
イタリア
●ミネストローネ
●オニオンスープ
●アクアパッツァ
（魚介類を白ワインと水で煮込んだスープ料理）
タイ
●トムヤムクン
インド
●サンバール
（野菜をスパイスで味つけして煮込んだスープ）

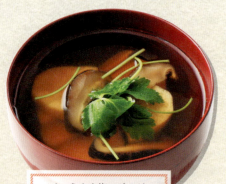

しょうゆや塩で味つけ

すまし汁

さっぱりした上品な味。会席料理や冠婚葬祭など改まった席で使われることが多い ▶52ページ

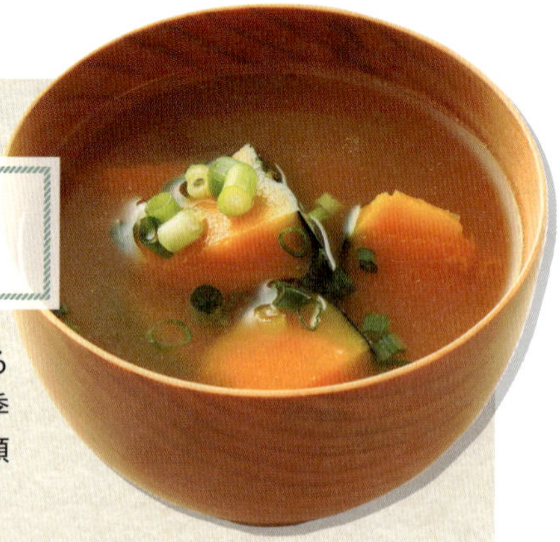

日本のソウルフード

みそ汁

大豆を発酵させてつくるみそを使ったスープ。季節の野菜、海藻、いも類などなんでも入れてOK

▶48ページ

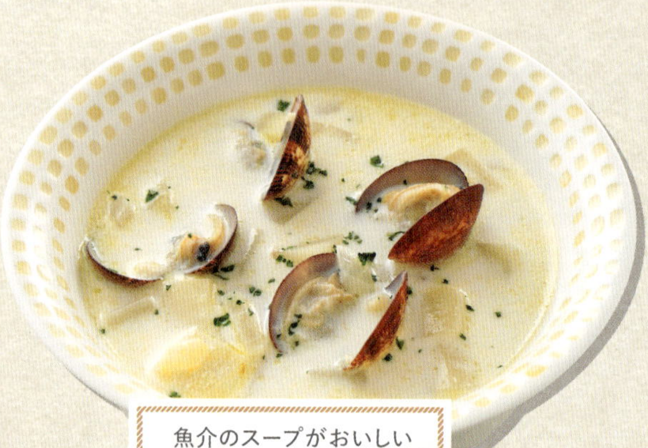

魚介のスープがおいしい

クラムチャウダー

あさり、玉ねぎ、じゃがいもなどが入ったスープ。ニューイングランド風はクリームスープ、ニューヨーク風はトマトスープ ▶106ページ

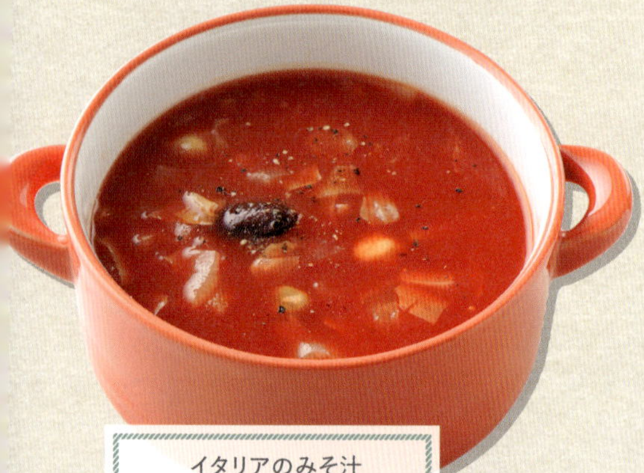

イタリアのみそ汁

ミネストローネ

トマトがベースの野菜スープ。にんにく、玉ねぎ、オリーブ油のほか、季節の野菜を自由に使う ▶70ページ

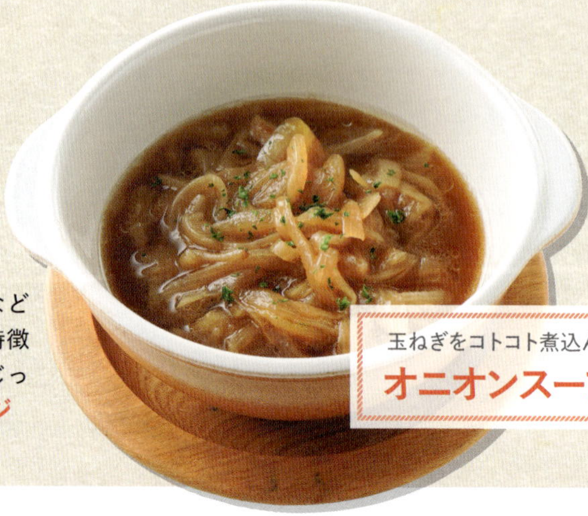

玉ねぎをコトコト煮込んだ

オニオンスープ

フランス、ドイツ、イタリアなどでつくられている。それぞれ特徴があるが、玉ねぎをコトコトとじっくり煮込むのは同じ ▶71ページ

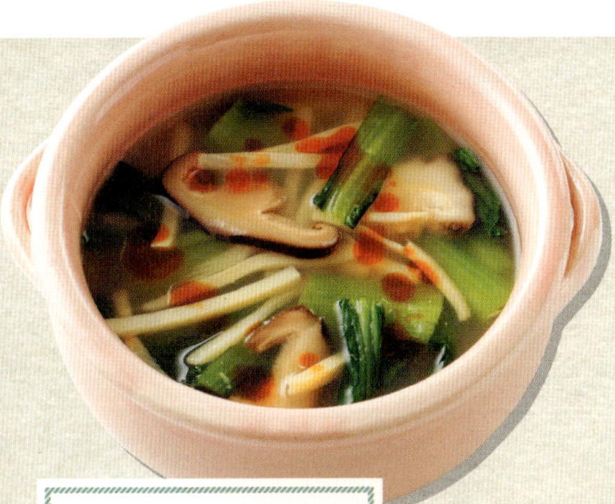

すっぱからい中国のスープ

サンラータン

鶏肉や野菜、豆腐、しいたけなどさまざまな具材を酢と赤唐辛子（ラー油）で調味し、片栗粉でとろみをつける ▶77ページ

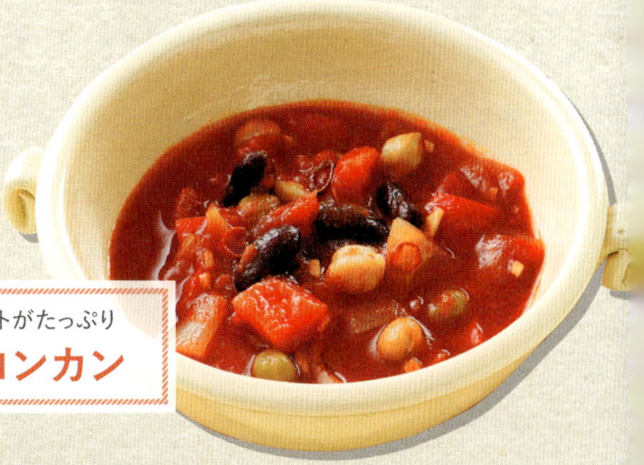

豆とトマトがたっぷり

チリコンカン

アメリカの国民食のひとつ。豆、トマト、玉ねぎ、ひき肉、チリパウダー（粉唐辛子）などを入れて煮込む ▶108ページ

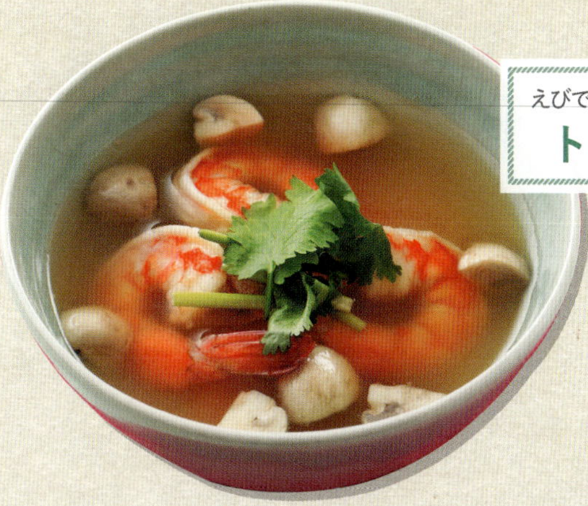

えびでだしをとるアジアスープ

トムヤムクン

えびが入った、すっぱくてからいスープ。レモングラス、バイマックルーなどスパイシーな香辛料がたっぷり入る ▶114ページ

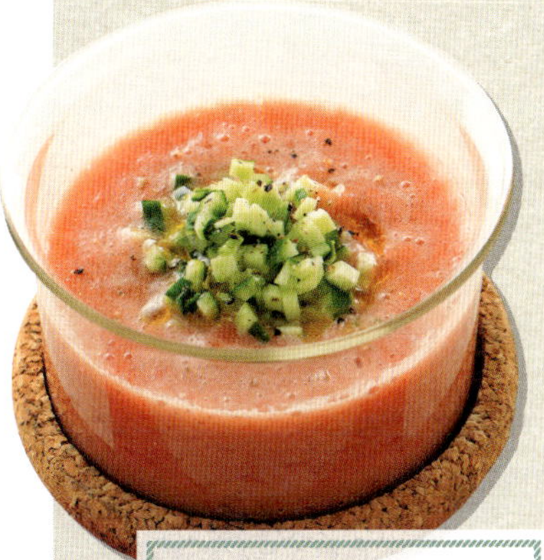

トマトの冷たいスープ

ガスパチョ

暑い時期や地方で好まれるスープ。トマトがメインの赤いガスパチョが有名だが、アーモンド入りの白いガスパチョもある ▶138ページ

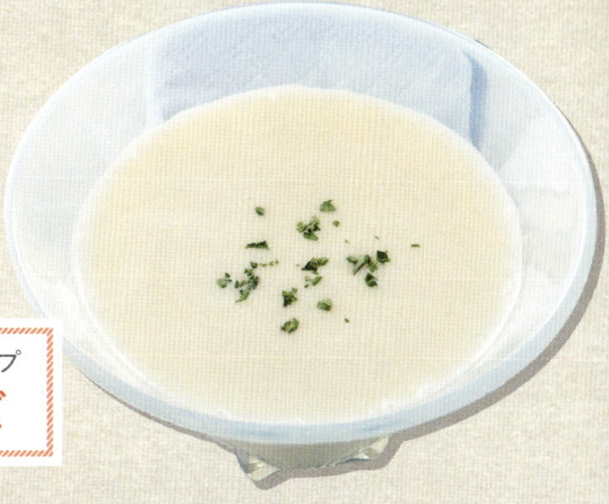

じゃがいもの冷たいスープ

ビシソワーズ

加熱したじゃがいもを裏ごしして生クリームでのばす。本来はバターでじゃがいもとポロねぎ（チャイブ）を炒めてつくる ▶140ページ

日本が世界に誇る健康食「みそ汁」

大豆の発酵食品がガンを抑制する

食べ物を微生物や酵素などの働きで発酵させたものを、発酵食品といいます。納豆、みそ、しょうゆは大豆の発酵食品ですし、ヨーグルトは牛乳を発酵させたもの、キムチは白菜や大根などを発酵させています。発酵食品はさまざまな種類がありますが、健康食として人気の食べ物ばかりです。

例えば、ヨーグルトには腸内環境を整える善玉菌を活性化する乳酸菌が含まれています。キムチにも同じように乳酸菌が含まれているので、免疫力アップに役立ちます。

また、大豆の発酵食品に含まれるジピコリン酸は、ガン細胞の破壊を促すアポトーシスを起こすといわれています。ジピコリン酸には放射性物質の排出を促す作用があり、みそ汁を飲むといいという話が、テレビやインターネットなどで話題になりました。

キムチやみそには塩分が多く含まれているので、あまりたくさんとることはすすめられません。毎日、少量でいいのでとることをおすすめします。

ヨーグルトには塩分がそれほど添加されていないので、毎日たくさんとっても大丈夫です。牛乳の発酵食品にはチーズもありますが、こちらは塩分が多く、あまりおすすめできません。

みそ汁を1日1杯飲んでガンに克つ

済陽式食事療法では、毎日1.5～2ℓのジュースを飲むようすすめられているので、みそ汁でさらに水分をとるのはつらいという声を聞きます。

具がほとんど入っていないみそ汁だと、水分ばかりと感じられるかもしれません。しかし、豆腐、野菜、海藻類、きのこ類など具をたっぷり入れれば、だし（水分）が少なめのみそ汁になります。

とはいえ、毎食みそ汁をとると、塩分のとりすぎになってしまうので、1日1回程度とるとよいでしょう。

みそ汁は日本人にとってはソウルフードといっていい、毎日食べるスープです。みそ汁を「嫌い」という人はほとんどいないのではないでしょうか。

旬の野菜を使えば、バリエーションは組み合わせしだいでいくらでもあります。おいしくてガン予防・改善に効くみそ汁を毎日とりましょう。

塩分をとりすぎないよう だしをしっかりとろう

済陽式食事療法では、塩分をできるかぎり抑えるよう指導しています。そのため、ふだんのような味つけをすることはできません。

本書では減塩みそ、減塩しょうゆ、減塩しおなどを使って、塩分をできるかぎり控えたレシピを紹介していますので、参考にしてください。

そして、減塩でおいしく味わうためには、新鮮な食材を使い、だしをきかせることが大切です。

おいしいみそ汁をつくるポイント

減塩調味料を使おう

みそ、しょうゆ、塩は塩分を控えたものを用意する

詳細は95ページ

旬の新鮮な食材を使う

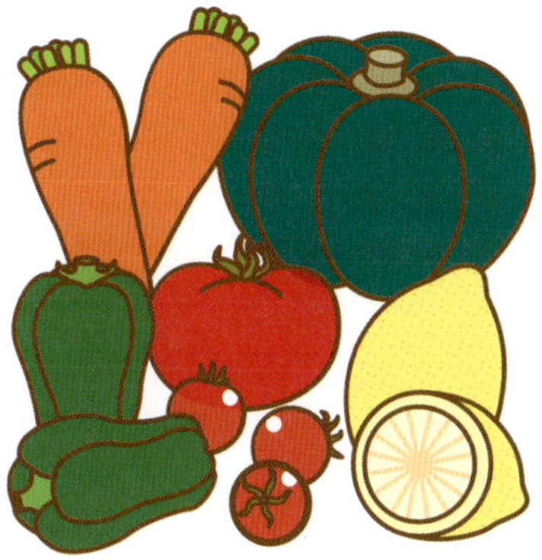

野菜、いも類、きのこ類、海藻類などなんでも入れてOK

だしは自分でとる

市販のだしの素には塩分が添加されている。自分でとるようにしよう

詳細は97ページ

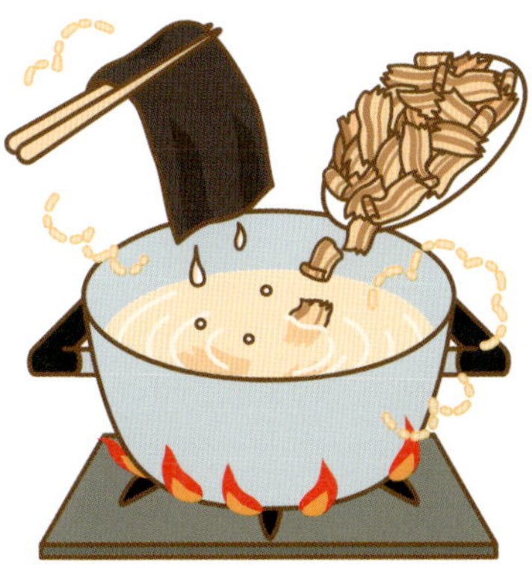

医聖ヒポクラテスのスープ

ゲルソン療法で毎日飲むヒポクラテススープ

ヒポクラテスとは、紀元前400年代の古代ギリシャに実在した医師です。医学を迷信や呪術ではなく、経験と科学的な見地からとらえようとしたとされています。その功績から「医学の父」「医聖」とも呼ばれるほどです。

ヒポクラテススープは、そのヒポクラテスが考案したという説もありますが、ずいぶん昔のことですし、はっきりとはわかっていません。

ゲルソン療法は、食事療法にヒポクラテススープをとり入れていて、昼食と夕食に必ず食べる基本のスープとなっています。

このスープの特徴は、水分を少量しか加えず、調味料を入れないことです。野菜を鍋に入れて弱火で1時間〜2時間コトコトと煮込み、裏ごしするだけです。

水分が少ないので、ドロドロのスープを想像されるかもしれませんが、できあがりは野菜のおかゆ、といった味わいです。調味料を加えなくても、素材の味が生きていて、からだにやさしい味わいになっています。

つくるのに手間がかかるので、誰にでもすすめられるわけではありませんが、野菜のパワーを丸ごといただく「いのちのスープ」ともいえるこのスープは、ガン予防・改善はもちろん健康のために、ぜひ飲んでいただきたいスープのひとつです。2〜3日分をまとめてつくり、冷蔵庫に保存して少しずつ食べることもできます。

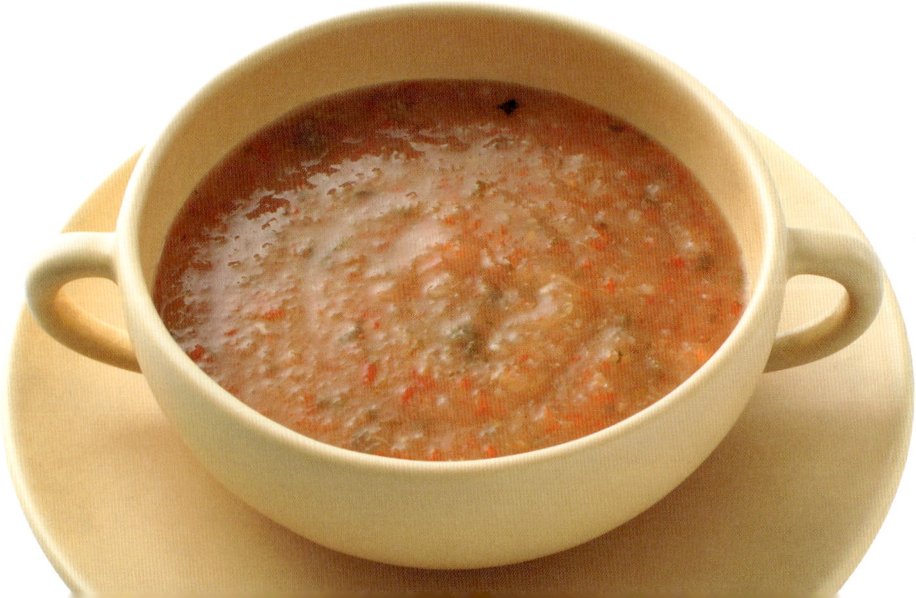

ヒポクラテススープの作り方

【エネルギー】
121 kcal
【塩分】
0g

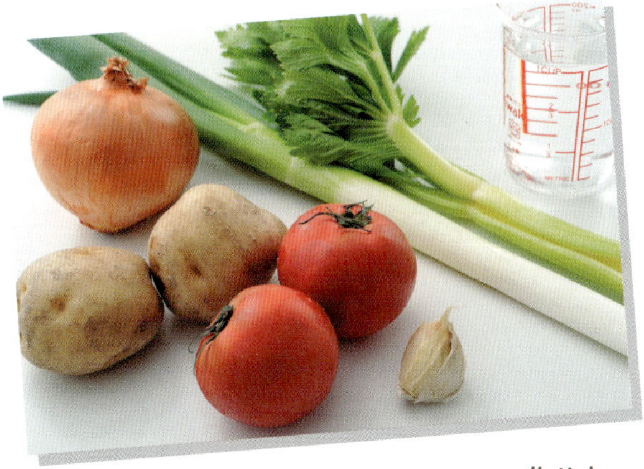

材料（3人分）

トマト……2個
玉ねぎ……1個
にんにく……1かけ
長ねぎ……1本
じゃがいも……中2個
セロリ……1本
水……1カップ

作り方

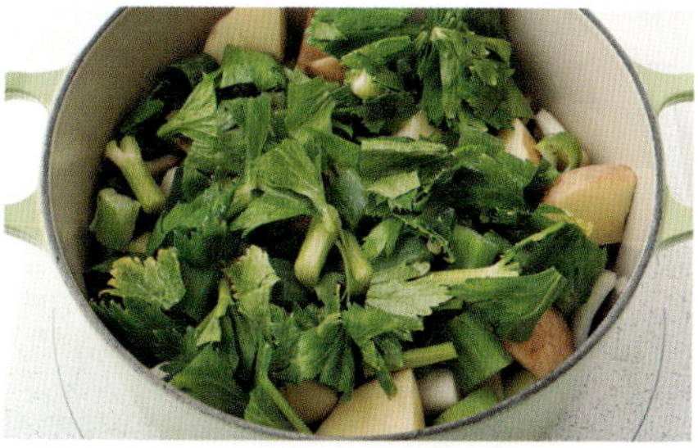

1. トマトはヘタを取って、乱切りにする。玉ねぎは3cm角に切り、にんにくは半分に切る。長ねぎは乱切りにし、じゃがいもは皮をむかずに、乱切りにする。セロリも乱切りにする。

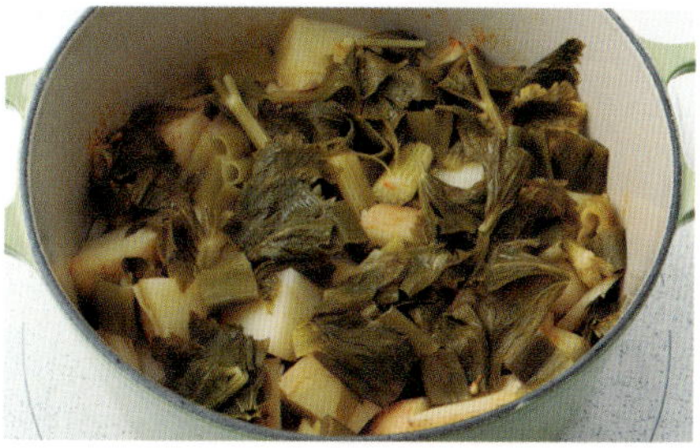

2. 鍋にトマト、玉ねぎ、にんにく、長ねぎ、じゃがいも、セロリの順に入れ、水を加える（水分の多いものを底から順に入れていく）。ふたをして弱火にし、1時間～2時間煮込む。

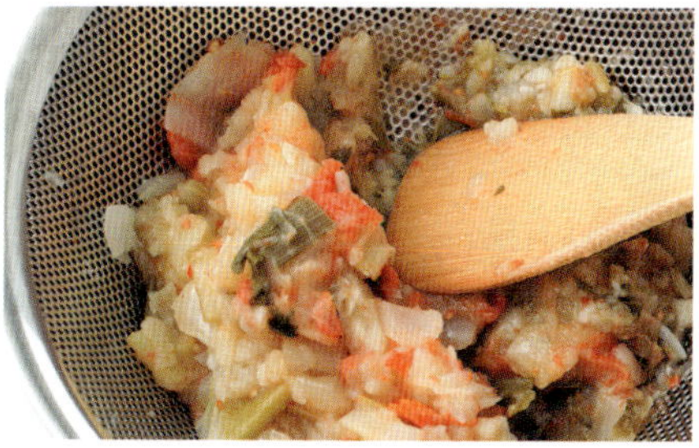

3. **2**のあら熱をとり、ザルで裏ごしをし、鍋に戻す。再び温め、ひと煮立ちしたら、火を止める。

＊裏ごしするのがめんどうな場合はミキサーで攪拌《かくはん》してもよい。

＊ムーラン（回転式裏ごし器）を使うと手早く裏ごしできる。

こんなときにはスープがおすすめ

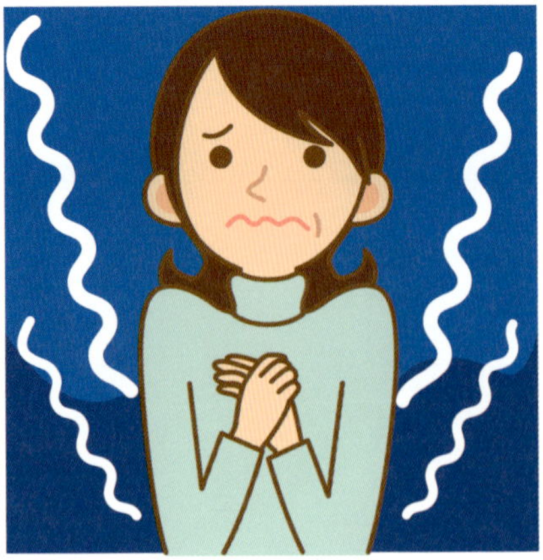

冷え症でジュースをたくさん飲むのがつらい

ジュースをたくさん飲んでいると、からだが冷えてしまうという患者さんを見受けます。

このような場合は、ジュースの量を少し控えて、スープで野菜をたくさんとっていただくようすすめます。

ジュース以外でも、サラダなど野菜を生で食べるとからだが冷えてしまいます。その点、温かいスープだとからだを冷やす心配がありません。

また、加熱調理するので野菜のカサが減り、生で食べるよりもたくさんの野菜を無理なくとることができます。

患者さんに話を聞くと、最初は冷えていたけれど、飲み続けると冷えなくなってきたという声や、葉野菜のグリーンジュースを飲むと冷えるけどにんじんジュースは大丈夫といった声を聞きます。

人によって合う食べ物や合わない食べ物は違いますから、冷えないものを選ぶことも大切です。いちばん大切なのは、おいしいと感じるものを飲むようにすることです。食事療法は毎日続けるものです。嫌いなものを無理に飲んでいては、続きにくいだけでなく、精神的なストレスになってしまいます。

基本のジュース（21ページ）をベースにして、おいしいと感じられる組み合わせを探してみましょう。

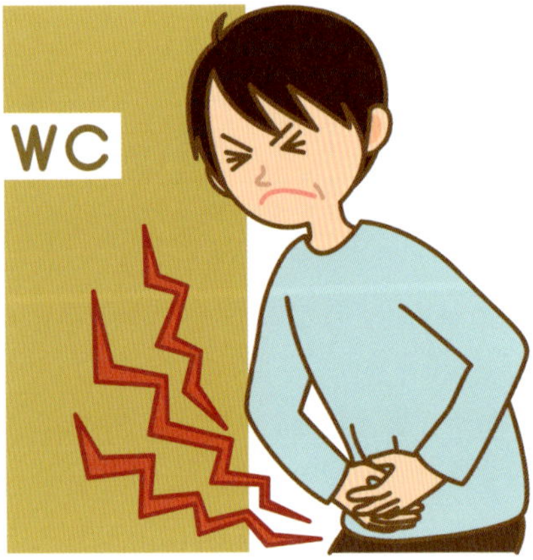

ジュースをたくさん飲むと下痢をしてしまう

患者さんからよくあるのが、ジュースを飲むと下痢をしてしまう、という悩みです。確かに、大量のジュースをいきなり飲むのですから、人によっては下痢をしてしまうことはあるでしょう。

この場合もしばらくすると改善されることが多いようです。

ただ、ひどい下痢が続くとあまりよくないので、そのような場合にはジュースの量を減らしてスープで野菜をとるようすすめます。

冷え症や下痢などでジュースの量を減らした場合は、野菜たっぷりのスープをとるようにしましょう。

本書では、第2章で野菜がたっぷり入った「野菜スープ」、第3章ではひと皿でたんぱく質もいっしょにとれてメインディッシュになる「おかずスープ」、

章ごとに選びやすくなっています

野菜をたっぷりとりたいときは……

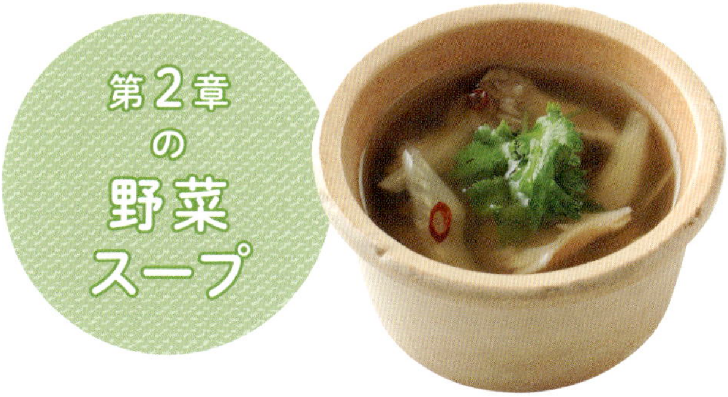
第2章の野菜スープ

ワンディッシュで栄養バランスOK

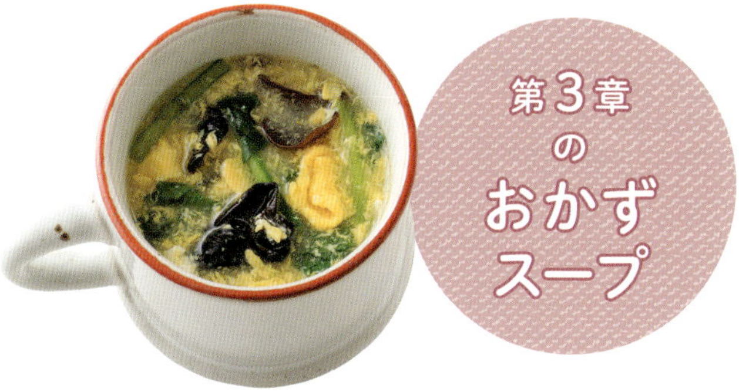
第3章のおかずスープ

消化しにくい**玄米**を食べやすく

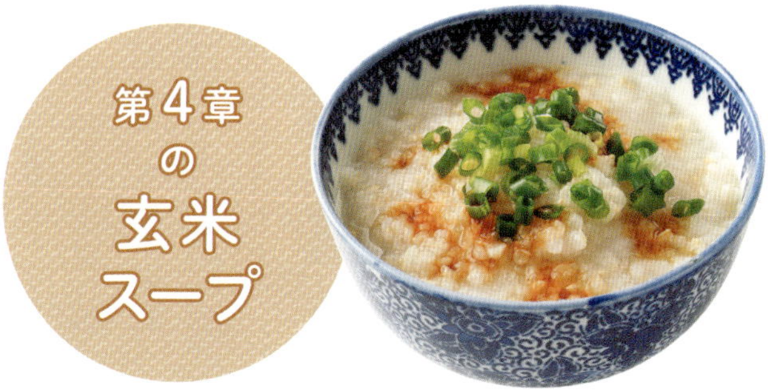
第4章の玄米スープ

第4章は玄米入りのおかゆやぞうすいなど「玄米スープ」、第5章は夏の時期におすすめの「冷製スープ」や小腹がすいたときの「デザート」を紹介しています。
　ご自身の状態や環境などシチュエーション別に選べるようになっています。

抗ガン剤治療と食事療法の併用が理想

　済陽式食事療法を実践されている患者さんは、手術が難しい晩期ガンや、再発ガンのケースが多いです。
　こうした場合、抗ガン剤治療を行われている患者さんが多くなります。
　私は食事療法だけでガンが治るとは思っていません。特に、進行ガンはガンが増殖する勢いが強く、抗ガン剤治療を併用しないと、治療の効果はなかなか得られません。
　そのため、ほとんどの場合は抗ガン剤や放射線治療、手術など三大療法と併用して行うようお願いしています。どうしても三大療法を受けたくないという患者さんもおられますが、その場合は気長に説得して、三大療法を受けていただくようすすめます。
　もちろん、抗ガン剤治療を受けていない患者さんに、食事療法の効果がまったくないというわけではありません。ただ、やはり抗ガン剤治療や放射線治療と併用した場合との効果は異なります。
　さらに、せっかくの食事療法も、免疫力が低下していると効果が出ない場合があります。私が目安にしているのは、白血球数とリンパ球数です。私の経験では、リンパ球数が700〜1300個／mm^{3}以上ある場合は、食事療法の効果が出やすいように感じています。

抗ガン剤治療の目安

- 白血球数が **3,000〜4,000** 個/mm^3 以上
- リンパ球数が **1,000** 個/mm^3 以上

食事療法の目安

- リンパ球数が **700〜1,300** 個/mm^3 以上
- **700** 個/mm^3 未満だと食事療法の効果が出にくい

ジュースやスープで抗ガン剤の副作用を抑える

　患者さんの声で多かったものが、食事療法を始めると、抗ガン剤の副作用が軽くなったという感想です。
　抗ガン剤はガン細胞を攻撃しますが、同時に正常な細胞も傷つけられてしまいます。そのため、ある程度免疫力がないと正常な細胞のダメージが大きすぎて、治療の効果が得られにくくなります。
　免疫力は食べ物に含まれる抗酸化物質などで高めることができます。
　患者さんの副作用が減ったのは、野菜や果物のビタミン、ミネラル、抗酸化物質、ファイトケミカルなどの影響が大き

く関係していると考えられます。

抗ガン剤の副作用には、食欲減退、口内炎、食べ物を飲み込みにくい（嚥《えん》下《げ》障《しょう》害《がい》）など、ふだんの食事がとりにくくなってしまう症状があります。

このようなときにもスープがおすすめです。食欲がないときも、水分の多いスープだと食べやすいですし、口内炎や嚥下障害がある場合には、ミキサーなどで攪拌《かくはん》したスープやコトコトとよく煮込んだスープがおすすめです。

レシピにはそれぞれの症状におすすめのアイコンが入っていますので、参考にしてください。

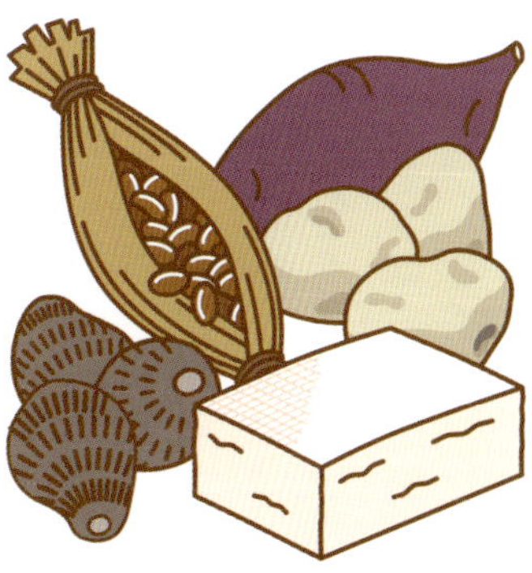

症状に配慮して選べます

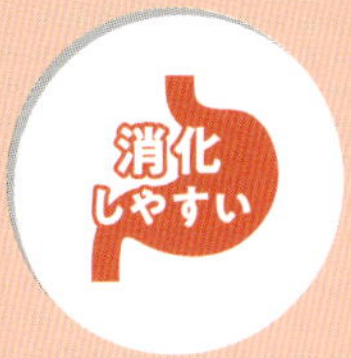

消化管のガンを患っているときは、腸の消化・吸収力が低下しています。そんなときにはこのアイコンがついたものがおすすめです。

抗ガン剤の副作用で、ものを飲み込みにくく感じることがあります。そんなときにはこのアイコンがついたものを。

治療中は精神的にも身体的にもダメージが大きく、食欲が低下してしまいがちです。そんなときには食欲がアップする香辛料を使ったレシピがおすすめです。

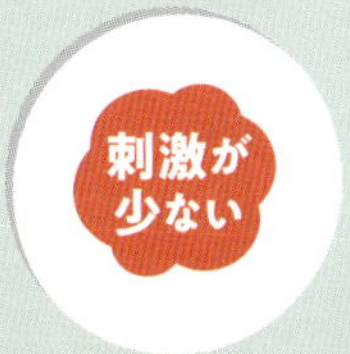

抗ガン剤の治療中は免疫力が低下して、ひどい口内炎に悩まされる方がいらっしゃいます。そんなときにはやわらかい食材を使い、刺激の強い香辛料を使っていないレシピを選びましょう。

組み合わせを考えよう

ガンを抑制する4つのアンチ・プロモーター

食べ物でガン予防に効くアンチ・プロモーターには、抗酸化物質、カリウム、ビタミンB_1、食物繊維、免疫力を高めるものがあります。これらをバランスよくとることが大切です。

活性酸素の害を防ぐ抗酸化物質

活性酸素は遺伝子を傷つけて、発ガンを促します。これを防ぐためには、体内で活性酸素を無害化する抗酸化物質をとる必要があります。

抗酸化物質には、βカロテン、ビタミンC、ビタミンEのほか、植物に含まれているファイトケミカルがあります。

ファイトケミカルは、そもそも、植物が外敵から身を守ったり、紫外線による酸化を防いだりするためにつくり出したものです。その種類は膨大で、いまわかっているだけで1万5000種類以上あるといわれています。

抗酸化物質には活性酸素の害を抑えるだけでなく、免疫力を活性化する働きもあります。抗酸化物質を多く含むものをとることで、免疫力を高めることができます。本書のレシピでは、抗酸化物質が多く含まれているレシピに「免疫力アップ」というアイコンがついています。

免疫力を高める食べ物をとろう

食べ物のなかには、抗ガン剤の原料となる成分を含んでいたり、抗酸化物質以外にも免疫力を高めるものがあります。

代表的なものが、レモン、にんにく、はちみつ、海藻類、きのこ類です。

これらに含まれている成分のなかには、強い抗ガン作用が認められているものがあります。はちみつのように、どの成分がいいかはわからないけれど、免疫力を高めるといわれるものもあります。これらも積極的にとるようにしましょう。

カリウムをとってミネラルバランスを整える

人間の細胞内は、ナトリウムとカリウムのバランスが一定に保たれるようになっています。ところが、最近は塩分を過剰に摂取するようになり、体内のミネラルバランスが乱れてしまっています。

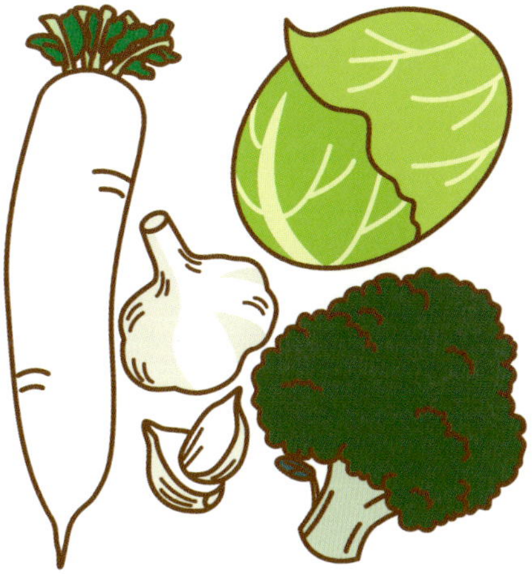

ある研究で、ガン患者さんの細胞内のミネラルバランスはナトリウム濃度のほうが高いという報告がありました。

そこで、ガン治療中には塩分をできるだけ控え、ナトリウムの排泄を促すカリウムを多くとるようすすめています。

カリウムは野菜、いも類など幅広い食べ物に含まれていますが、水に溶けやすく、失われやすいという特性があります。

カリウムを効率よくとるには、ジュースやスープがおすすめです。

本書のレシピでカリウムが多く含まれているものには、「ミネラルバランス」のアイコンがついています。

クエン酸代謝を正常にする ビタミンB_1をとろう

私たちが生きていくためには、細胞内にある「クエン酸回路」で、エネルギーをつくり出さなければなりません。クエン酸回路のなかでＡＴＰというエネルギーをつくり出す反応をクエン酸代謝といいます。

パリ大学のピエール・ルスティン博士の研究によると、クエン酸代謝が発ガンに関係していることがわかりました。クエン酸代謝が低下してＡＴＰが不足すると発ガンが促され、逆にスムーズになるとガンが改善されたそうです。

クエン酸代謝の活性化にはビタミンB_1が効果的です。ビタミンB_1は玄米、そば、大豆などに含まれています。また、レモンなど柑橘類に多く含まれるクエン酸も、クエン酸代謝を助けるそうです。

本書のレシピでクエン酸代謝を助けるものには「クエン酸代謝」というアイコンがついています。

免疫力を左右する 腸内環境を整えよう

免疫力を高めるためには、乳酸菌をとって腸内環境を整えるとよいという考え方（バイオジェニックス健康法）が注目されています。済陽式食事療法で乳酸菌を含むヨーグルトをたくさんとるようすすめているのは、腸内環境改善による免疫《めんえき》賦《ふ》活《かつ》のためです。

ほかに、野菜や海藻類、きのこ類に多く含まれている食物繊維にも、腸内環境を改善する働きがあります。

これらを含むレシピには「腸内環境」というアイコンがついています。

4つのアイコンがついているものが理想ですが、すべてついていないものは、不足しているものをジュースで補うなどしましょう。

ガンの予防・改善のために

4つのグループから組み合わせよう！

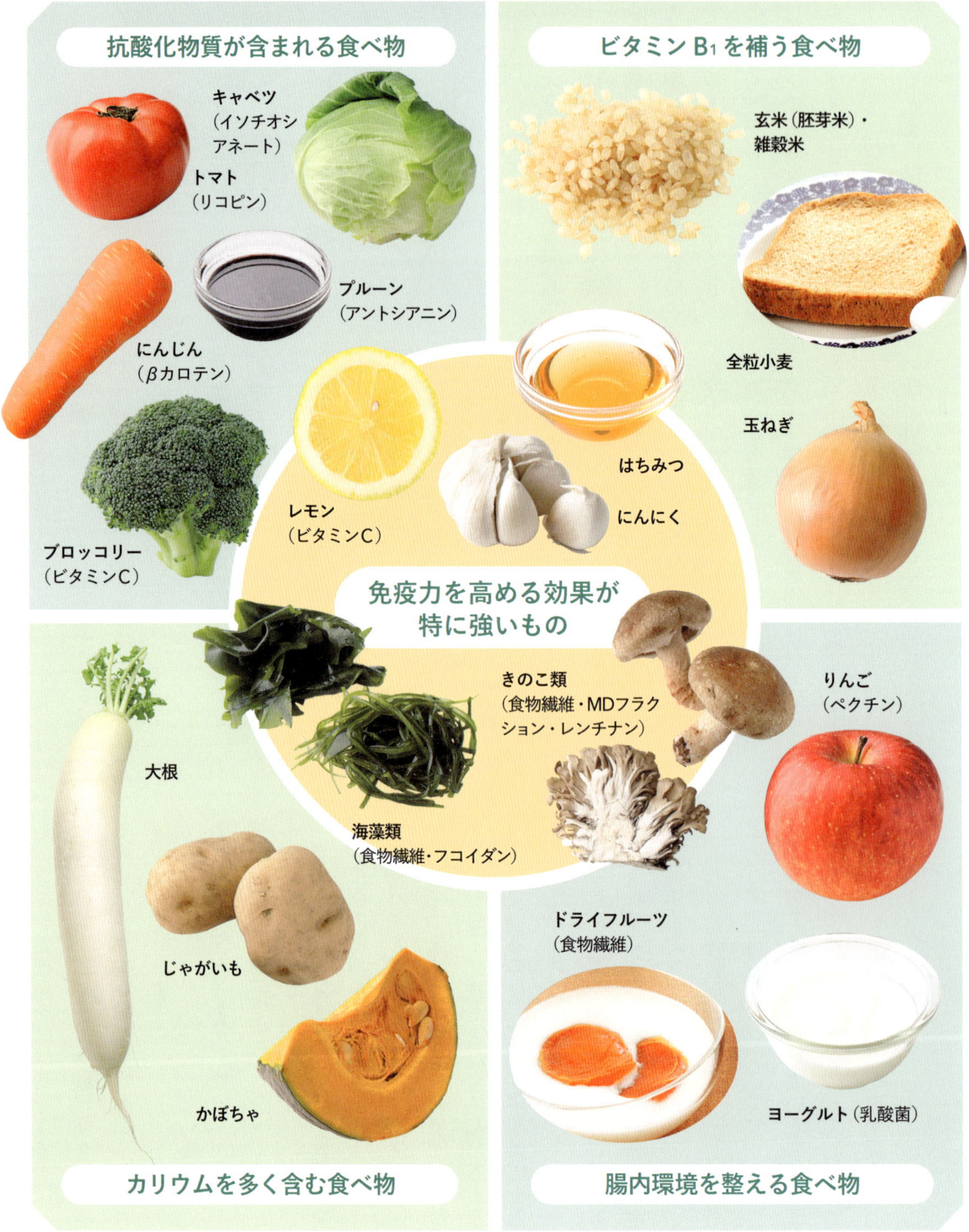
抗酸化物質が含まれる食べ物
キャベツ
（イソチオシ
アネート）
トマト
（リコピン）
プルーン
（アントシアニン）
にんじん
（βカロテン）
ブロッコリー
（ビタミンC）
ビタミン B_1 を補う食べ物
玄米（胚芽米）・
雑穀米
全粒小麦
玉ねぎ
免疫力を高める効果が
特に強いもの
レモン
（ビタミンC）
はちみつ
にんにく
きのこ類
（食物繊維・MDフラク
ション・レンチナン）
海藻類
（食物繊維・フコイダン）
りんご
（ペクチン）
ドライフルーツ
（食物繊維）
ヨーグルト（乳酸菌）
腸内環境を整える食べ物
大根
じゃがいも
かぼちゃ
カリウムを多く含む食べ物

・第2章・

免疫力アップに効く！野菜スープ

日本は春夏秋冬の四季がある国です。
季節ごとにとれる野菜があり、
旬の味わいを楽しむことができます。
第2章では野菜、海藻類、きのこ類をたっぷり使った、
ガン予防に効くスープレシピ44品を紹介します。
好みのアレンジでレパートリーも広がります。

基本は野菜たっぷりのスープ

野菜に含まれるファイトケミカルのパワー

第2章では、野菜、海藻類、きのこ類を使ったレシピを紹介しています。

38ページでも説明していますが、野菜にはガン予防に効くビタミン、ミネラル、ファイトケミカルが含まれています。

ガンに効く栄養素があるのであれば、それを食べ物ではなくサプリメントでとったほうが効率がいいと考える方もいらっしゃいます。しかし、理想はやはりジュースやスープなど、自然の食べ物でとるほうがいいです。

ガンに効くとされている食べ物のなかには、研究でどの成分が効くのかがはっきりしているものもありますが、なかにはどの成分が働いているのかはわからないけれど、その食べ物がガンを抑制するらしいというものもあります。

効果は認められているけれど、詳しいことはよくわかっていない、というものがいろいろあるのです。

また、アメリカでは、ガン予防のためにビタミンA(βカロテン)のサプリメントを大量に摂取したところ、サプリメントをのんでいない人よりも、かえって肺ガンの発症率が高くなったという研究報告があります。

ビタミンやミネラル、ファイトケミカルは、それぞれが相互に働きあっています。ひとつの種類だけをとるよりも、複数の種類をいっしょにとったほうが、相乗効果があり、さまざまな効果が期待できます。

安易にサプリメントに頼るので

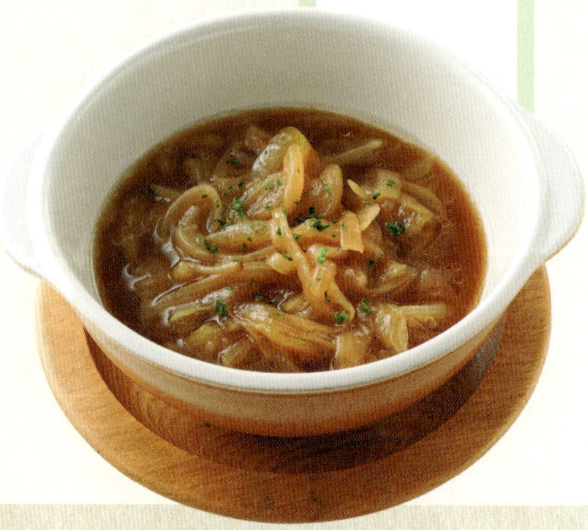

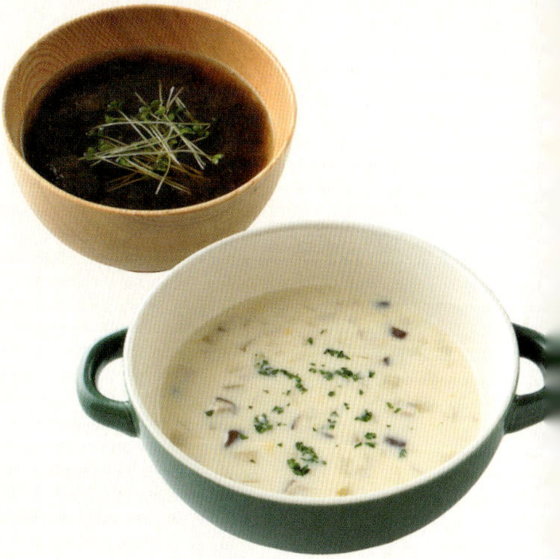

はなく、ジュースやスープなどで複数の野菜を組み合わせてとるようにしましょう。

免疫力を高める海藻類やきのこ類

　スープのいいところは、にんにく、しょうが、玉ねぎ、ねぎ類、かぼちゃ、じゃがいもなど、加熱しないと食べにくい野菜の栄養素を効率よくとれることです。ここでいう野菜には海藻類やきのこ類も含んでいます。

　これらの野菜にも、ガンの抑制に効く栄養素やファイトケミカルが豊富に含まれています。特ににんにくやしょうが、玉ねぎ、ねぎ類は毎日でもとって欲しい食べ物です。

　これらは日本では「薬味」と呼ばれ、薬効が高い野菜として昔から活用されています。みそ汁をはじめスープの味のアクセントとしてぜひ活用してください。本書のレシピでもよく使っています。

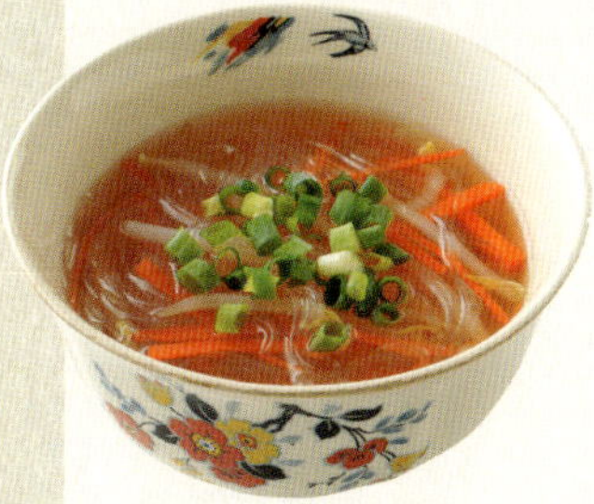

ジュースではとりにくい不溶性食物繊維がとれる

　ジュースでとりにくいものが、不溶性食物繊維です。これらは植物の細胞壁を構成する成分で、ジューサーでジュースをつくるときには、ほとんどが残りカスとして取り除かれます。

　不溶性食物繊維をたくさんとりすぎると腸に負担をかけてしまうのですが、不足してしまうと便秘を招いたり、老廃物の排泄がうまくできなくなったりしてしまいます。不溶性食物繊維を多く含む根菜類や海藻類、きのこ類を適度にとるようにしてください。

　野菜を購入するときには、できれば無農薬で栽培されたものを選んだほうが安心です。

　農薬には発ガンを促すものがありますから、健康な人には影響のない量であっても、治療中は避けたほうが安心です。難しい場合は、流水でよく洗う、皮をむいて使うなどして、農薬を体内に入れないよう気をつけましょう。

油揚げでおいしさアップ

けんちん汁

免疫力アップ　腸内環境

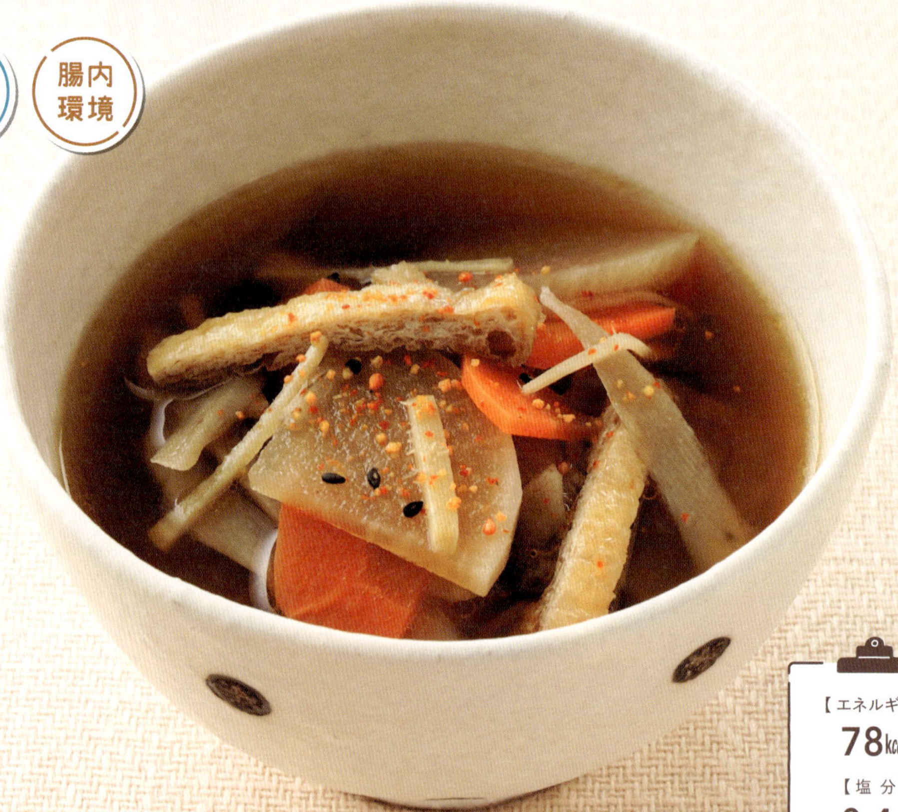

【エネルギー】
78kcal
【塩分】
0.4g

材料（2人分）

ごぼう……………………1/4本
大根………………………2cm
にんじん…………………1/6本
しょうが…………1/2かけ
油揚げ……………………1/2枚
ごま油…………大さじ1/2
だし汁………1と1/2カップ
減塩しょうゆ………小さじ1
七味唐辛子………………少々

作り方

1. ごぼうは包丁の背で皮をそぎ、ささがきにして水にさらす。大根とにんじんはいちょう切りに、しょうがは千切りにする。油揚げは熱湯をかけて油抜きし、短冊切りにする。
2. 鍋にごま油としょうがを入れて弱火で熱し、香りが出てきたら中火にし、水けをきったごぼう、大根、にんじんを加えてさっと炒め、だし汁を加える。煮たったら、油揚げを加えて10分ほど煮る。
3. 2に減塩しょうゆを加え、混ぜる。器に盛り、七味唐辛子をふる。

アレンジレシピ

根菜の種類を代えて味わう

里いもけんちん汁

腸内環境

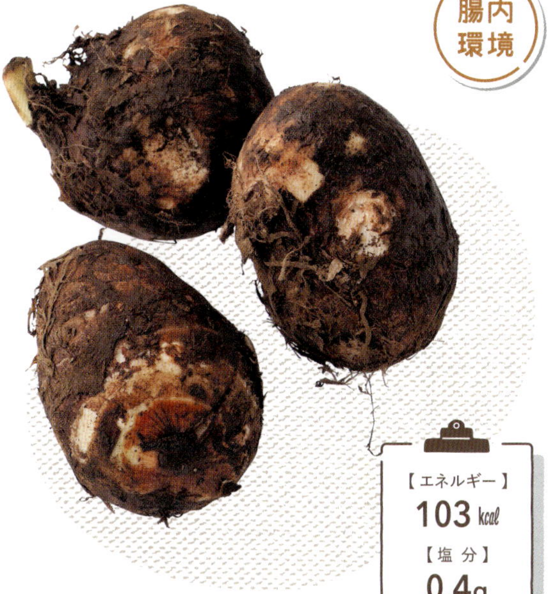

【エネルギー】103kcal
【塩分】0.4g

材料と作り方

ごぼう・大根・にんじんの代わりに

れんこん……3cm
こんにゃく……1/4枚
里いも……1個

1. れんこんは皮をむいていちょう切りにする。こんにゃくは熱湯をかけてアク抜きし、食べやすい大きさにちぎる。里いもは皮をむいて食べやすい大きさに切り、さっとゆでる。
2. ごぼう、大根、にんじんと同じタイミングで**1**を加える。

ガンに効くポイントはココ！

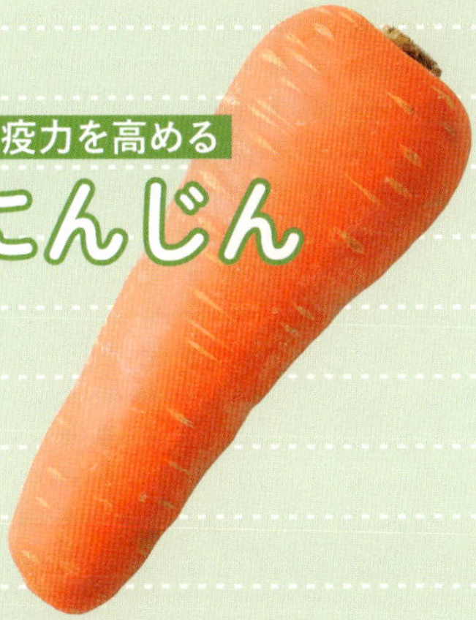

免疫力を高める

にんじん

にんじんには免疫力を高めるαカロテンやβカロテン（体内でビタミンAにかわる）が多く含まれています。ガン予防効果があるといわれ、ゲルソン療法では、毎日大量のにんじんジュースを飲みます。

ただ、サプリメントなどでビタミンAを大量に摂取した場合、逆に肺ガンの発症率が高くなったという報告があります。免疫力アップにはサプリメントではなく、にんじんを食べたりジュースにして飲んだり、食べ物からとりましょう。

時間がないときにパパッとできる

わかめとねぎのしょうが汁

ミネラルバランス　腸内環境　食欲アップ

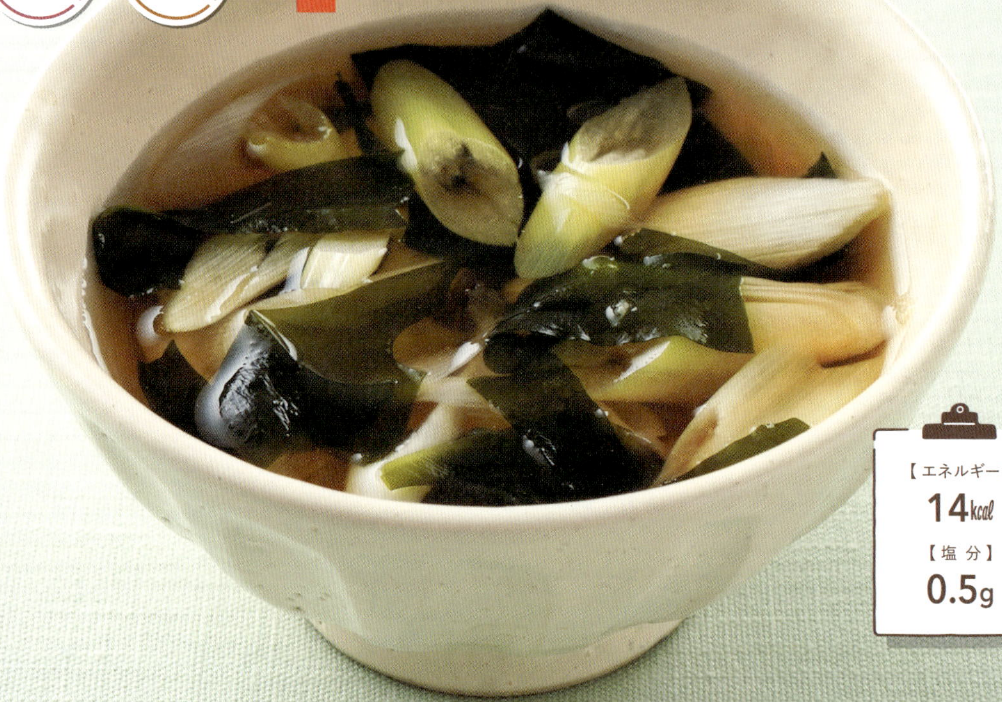

【エネルギー】
14kcal
【塩分】
0.5g

材料（2人分）

乾燥わかめ……………………1 g
長ねぎ…………………………1/2本
しょうが……………1/2かけ
だし汁………1と1/2カップ
減塩しょうゆ………小さじ1

作り方

1. わかめは水で戻す。長ねぎは斜め切りにし、しょうがはすりおろす。
2. 鍋にだし汁としょうがを入れ、火にかける。煮たったら、長ねぎを加えてさっと煮る。
3. **2** にわかめと減塩しょうゆを加え、混ぜる。

⊕ アレンジレシピ その1

旬の野菜ならなんでもOK

ほうれん草と大根のしょうが汁

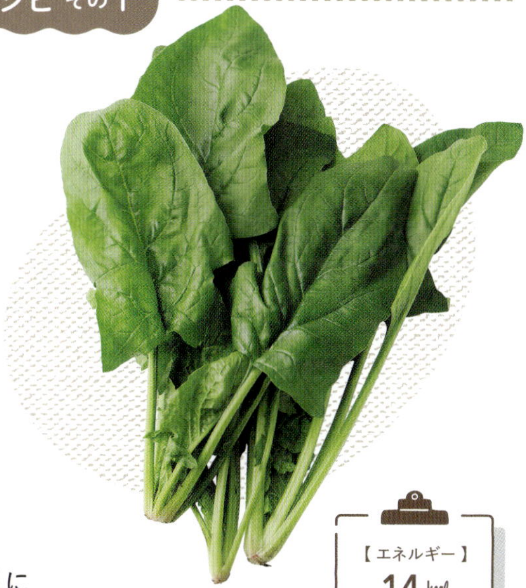

【エネルギー】
14 kcal
【塩分】
0.4 g

免疫力アップ　ミネラルバランス　食欲アップ

材料と作り方

わかめ・長ねぎの代わりに

ほうれん草……………………1/4束
大根………………………………2cm

1. ほうれん草は4cm長さに切り、大根は千切りにする。
2. 大根は長ねぎと同じタイミングで加え、ほうれん草は大根に火がとおったら加え、さっと煮てから減塩しょうゆを加える。

⊕ アレンジレシピ その2

食物繊維たっぷり！ 腸内環境を整える

きのこのしょうが汁

腸内環境　食欲アップ

【エネルギー】
22 kcal
【塩分】
0.4 g

材料と作り方

わかめ・長ねぎの代わりに

えのきたけ…………………50g
エリンギ……………………50g

1. えのきたけは根元を切り落とし、半分に切る。エリンギは短冊切りにする。
2. えのきたけとエリンギは長ねぎと同じタイミングで加え、火がとおったら、減塩しょうゆを加える。

βカロテンたっぷりで免疫力アップ

かぼちゃのみそ汁

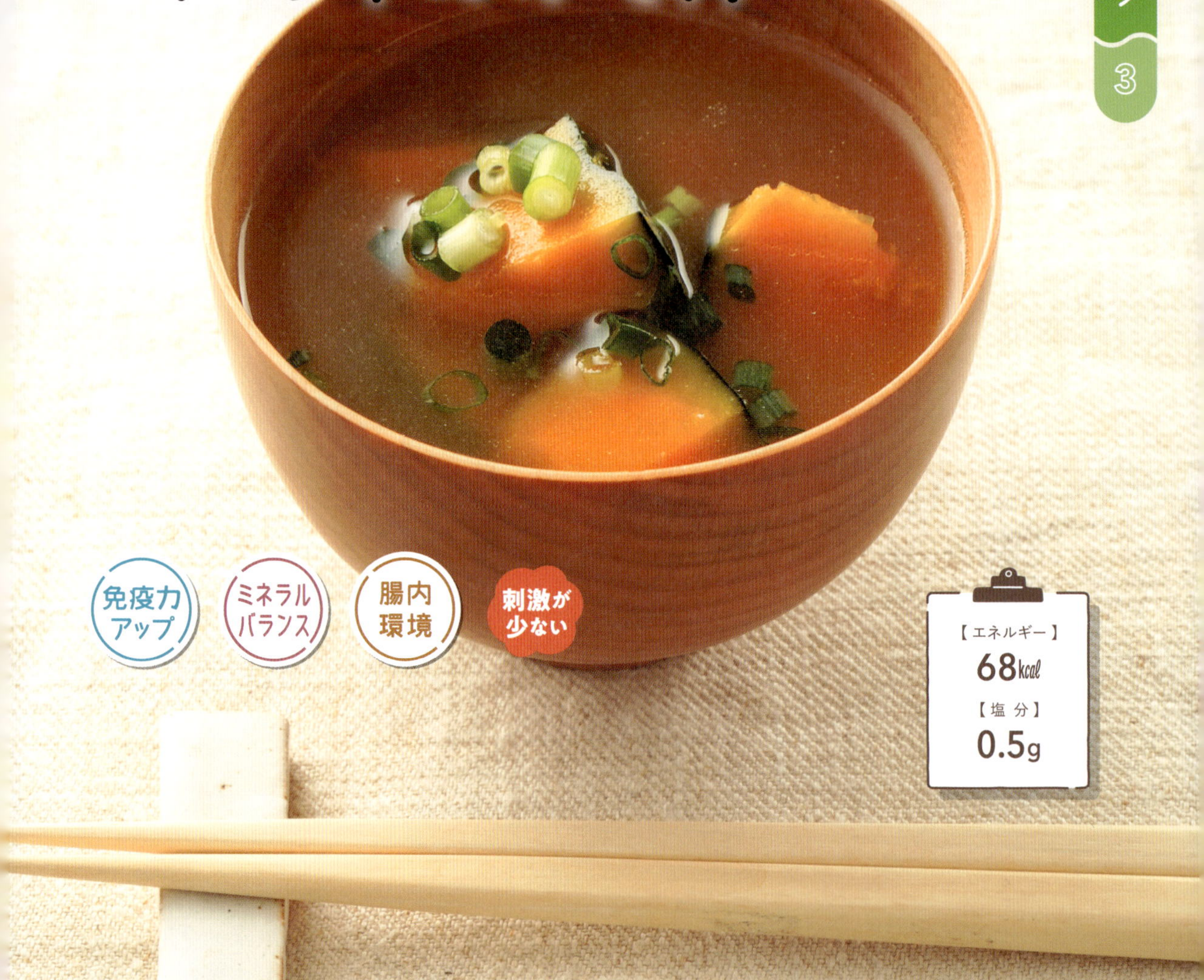

免疫力アップ
ミネラルバランス
腸内環境
刺激が少ない

【エネルギー】
68kcal
【塩分】
0.5g

材料（2人分）

かぼちゃ……………………150g
小ねぎ……………………1/2本
だし汁………1と1/2カップ
減塩みそ……………小さじ1

作り方

1. かぼちゃは種とワタを取り除き、ひと口大に切る。小ねぎは小口切りにする。
2. 鍋にだし汁とかぼちゃを入れ、火にかける。かぼちゃに火がとおるまで煮る。
3. 2に減塩みそを加え、混ぜる。器に盛り、小ねぎを散らす。

＋アレンジレシピ その1

加熱してもビタミンCたっぷり

じゃがいもと玉ねぎのみそ汁

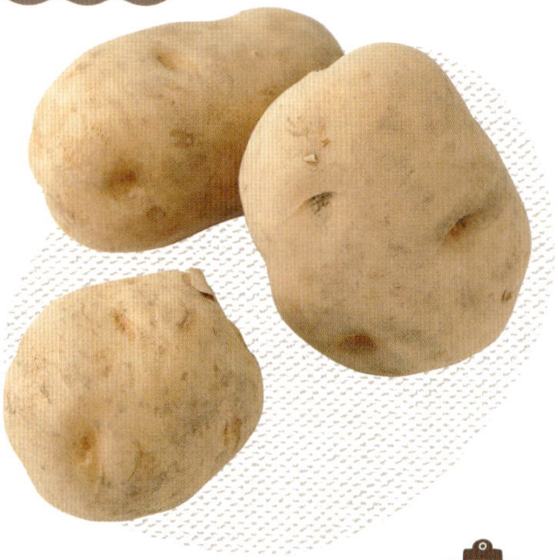

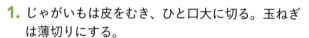

材料と作り方

かぼちゃ の代わりに

じゃがいも……………………1個
玉ねぎ……………………1/4個

1. じゃがいもは皮をむき、ひと口大に切る。玉ねぎは薄切りにする。
2. じゃがいもはかぼちゃと同じタイミングで加え、煮たったら、玉ねぎを加え、野菜に火がとおるまで煮る。

ミネラルバランス
刺激が少ない

【エネルギー】
59 kcal
【塩分】
0.5 g

＋アレンジレシピ その2

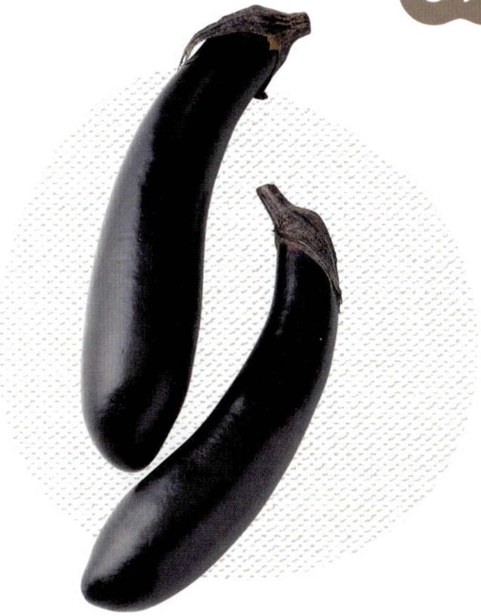

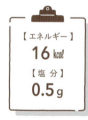

薬味を代えるとまた違った味わい

なすとみょうがのみそ汁

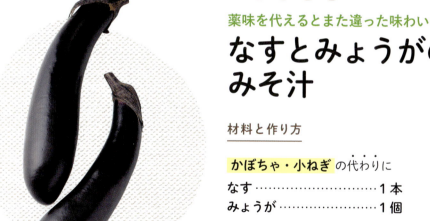

材料と作り方

かぼちゃ・小ねぎ の代わりに

なす……………………1本
みょうが……………………1個

【エネルギー】
16 kcal
【塩分】
0.5 g

1. なすはヘタを取り、縦8等分に切る。みょうがは小口切りにする。
2. 鍋にだし汁を入れて火にかけ、煮たったらなすを加え、火がとおるまで煮る。
3. 小ねぎの代わりにみょうがを散らす。

免疫力アップ
食欲アップ

葉も根も丸ごといただきます

かぶのかす汁

材料（2人分）

かぶ（葉つき）…………1個
A　だし汁…………1と1/2カップ
　　酒かす…………大さじ1
減塩みそ…………小さじ1

作り方

1. かぶの根はくし形切りにし、葉は4cm長さに切る。
2. 鍋にAとかぶの根を入れ、火にかける。かぶに火がとおったら、葉を加えてさっと煮る。
3. 2に減塩みそを加え、混ぜる。

【エネルギー】33kcal
【塩分】0.5g

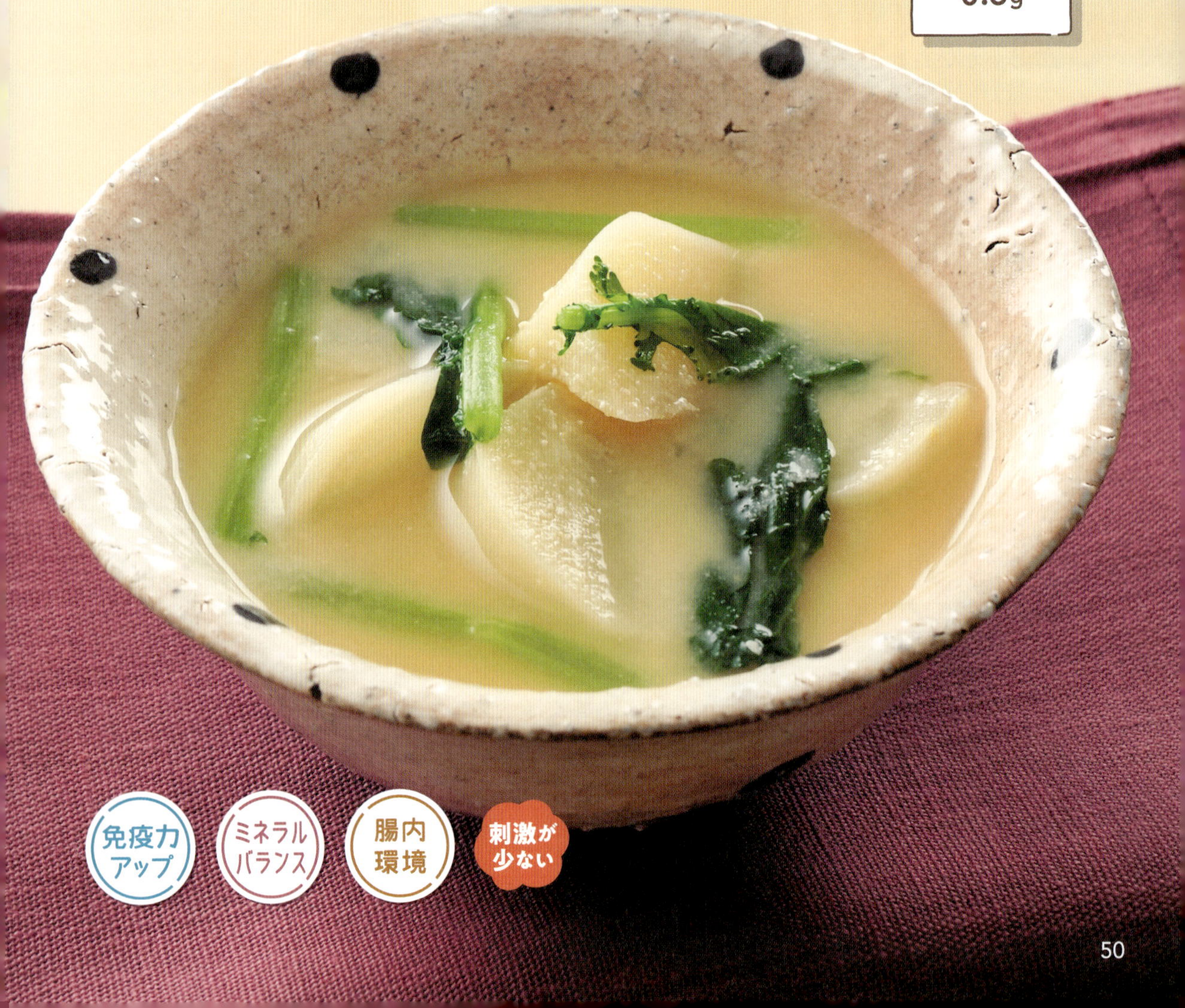

免疫力アップ
ミネラルバランス
腸内環境
刺激が少ない

アレンジレシピ

食物繊維が豊富、よく噛んで食べよう

たけのこといんげんのかす汁

免疫力アップ　腸内環境

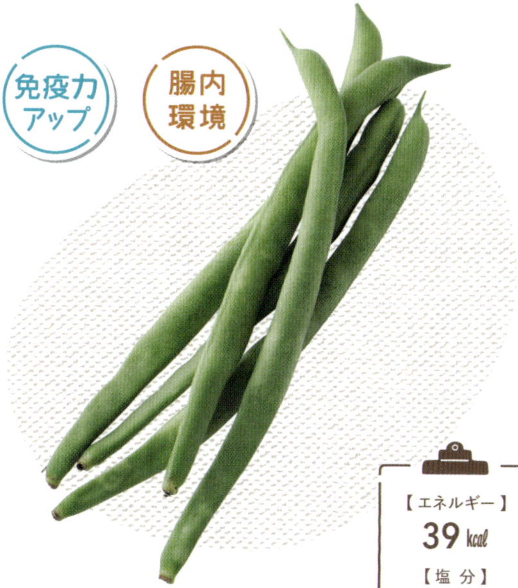

材料と作り方

かぶの代わりに

たけのこ（ゆで）……………………80g
さやいんげん ………………………4本

1. たけのこは食べやすい大きさに切り、いんげんは斜め薄切りにする。
2. 鍋に**A**を入れて火にかけ、煮たったら**1**を加え、野菜に火がとおるまで煮る。

【エネルギー】
39kcal
【塩分】
0.5g

ガンに効くポイントはココ！

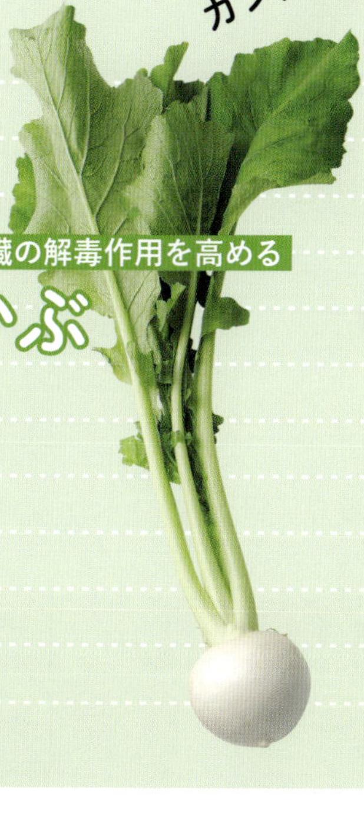

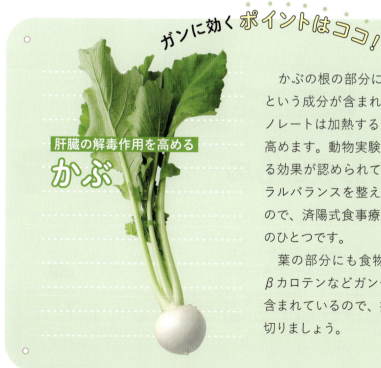

肝臓の解毒作用を高める

かぶ

かぶの根の部分にはグルコシノレートという成分が含まれています。グルコシノレートは加熱すると肝臓の解毒作用を高めます。動物実験では発ガンを抑制する効果が認められています。体内のミネラルバランスを整えるカリウムも豊富なので、済陽式食事療法ではおすすめ野菜のひとつです。

葉の部分にも食物繊維やビタミンC、βカロテンなどガン予防に効く栄養素が含まれているので、捨てずに丸ごと使い切りましょう。

長いもがホクホクでおいしい

しいたけと長いものすまし汁

【エネルギー】
62kcal
【塩分】
0.3g

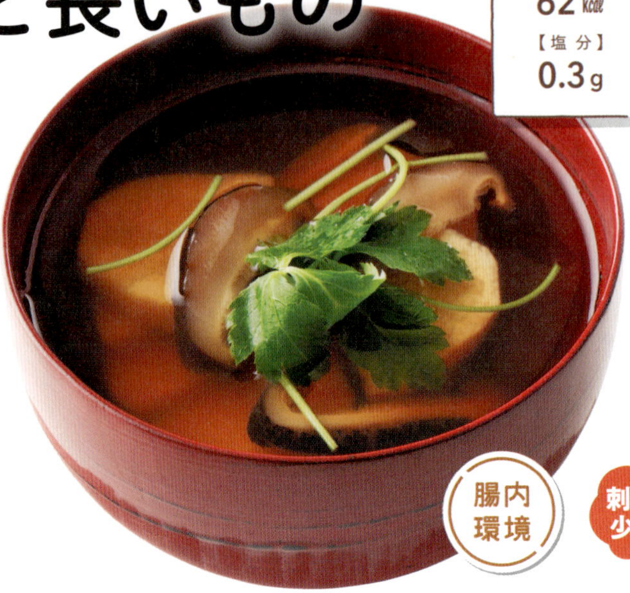

腸内環境
刺激が少ない

材料（2人分）

干ししいたけ……………2枚
水…………………1/2カップ
長いも…………………8cm
三つ葉…………………8本
だし汁……………1カップ
減塩しょうゆ………小さじ1

作り方

1. 干ししいたけは分量の水で戻し、薄切りにする。
2. 長いもは皮をむき、1cm厚さの半月切りにする。三つ葉は3cm長さに切る。
3. 鍋に**1**のしいたけと戻し汁、だし汁を入れて火にかけ、煮たったら長いもを加える。野菜に火がとおったら、減塩しょうゆを加えて混ぜる。器に盛り、三つ葉をのせる。

アレンジレシピ

干ししいたけのだしをきかせて

豆腐と水菜のお吸いもの

腸内環境
刺激が少ない

材料と作り方

長いも・三つ葉の代わりに
絹ごし豆腐…………1/2丁
水菜……………………20g

1. 豆腐は食べやすい大きさに切る。水菜は4cm長さに切る。
2. 長いもと同じタイミングで豆腐、水菜を加える。再び煮たったら、減塩しょうゆを加える。

【エネルギー】
54kcal
【塩分】
0.4g

昆布の旨みでコクがアップ

とろろ昆布の即席和風汁

ミネラルバランス　腸内環境　刺激が少ない

材料（2人分）

とろろ昆布 ……………… 4 g
ブロッコリースプラウト
………………………… 20 g
A だし汁
　………… 1と1/2カップ
　減塩しょうゆ
　……………… 小さじ1

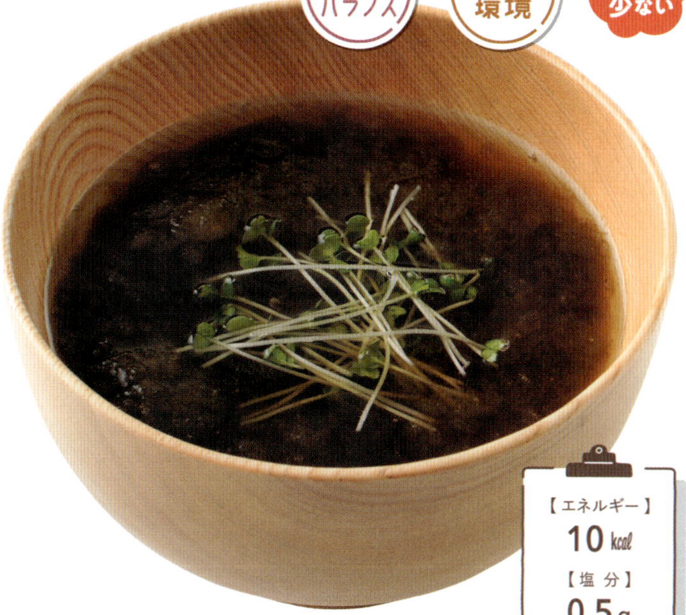

【エネルギー】
10 kcal
【塩分】
0.5 g

作り方

1. 器にとろろ昆布、ブロッコリースプラウトを入れる。
2. 鍋に **A** を入れて火にかけ、煮たったら **1** に注ぎ入れる。

ガンに効くポイントはココ！

ミネラルたっぷりの

とろろ昆布

昆布をはじめ海藻類には、体内のミネラルバランスを整えるカリウムが豊富に含まれています。また、海でとれる海藻や魚介類には自然の塩分が含まれているので、調味料を控えても、十分おいしくいただけます。レシピはだし汁を注ぐだけですぐにできるので、小腹が減ったときや、あと一品添えたいときなどに活用してください。

免疫力アップ

刺激が少ない

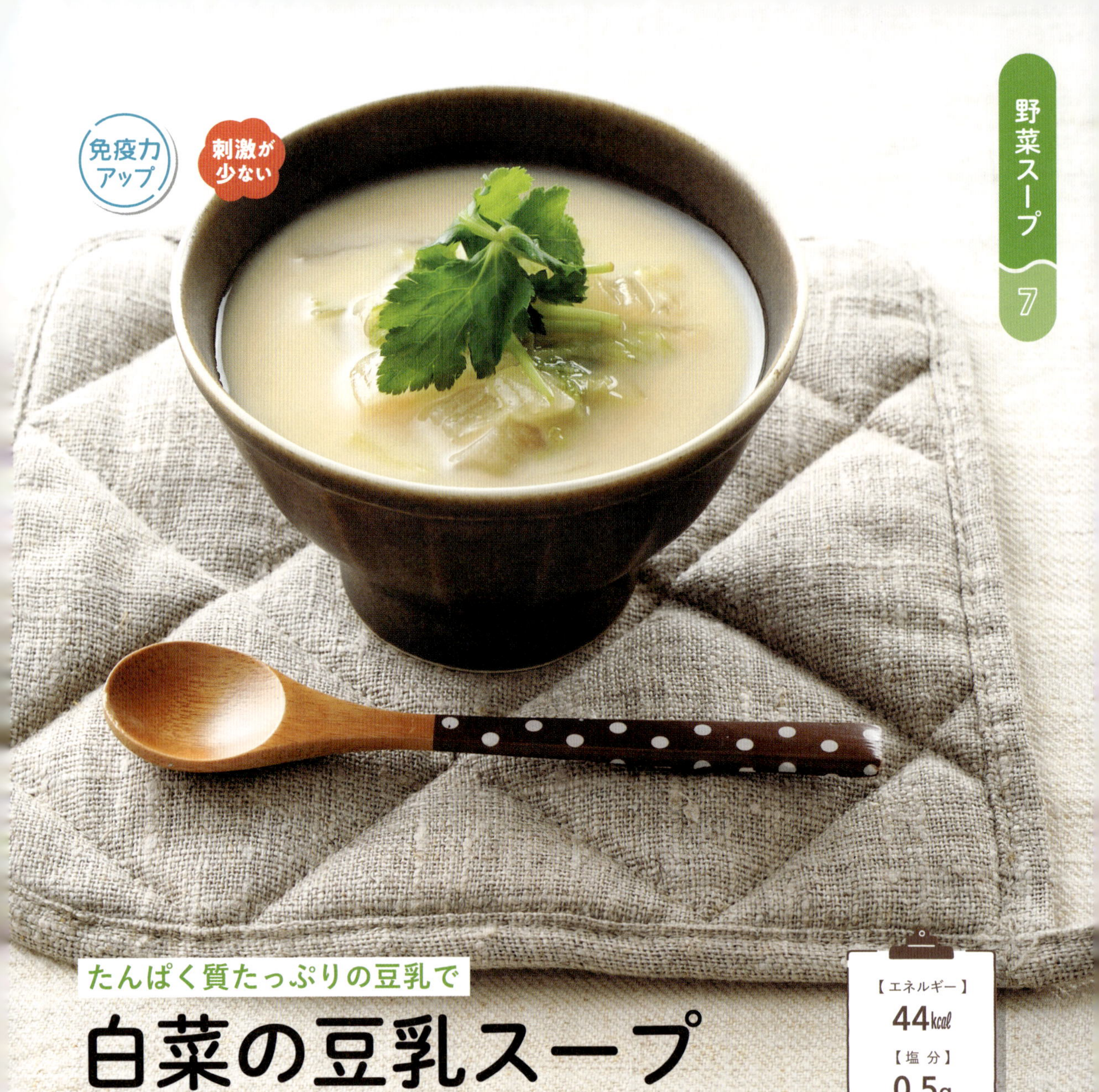

たんぱく質たっぷりの豆乳で

白菜の豆乳スープ

【エネルギー】
44kcal
【塩分】
0.5g

材料（2人分）

- 白菜……2枚
- 三つ葉……4本
- だし汁……1カップ
- 無調整豆乳……1/2カップ
- A 減塩みそ……小さじ1
- A 減塩しょうゆ……小さじ1/4

作り方

1. 白菜は短冊切りにし、三つ葉は3cm長さに切る。
2. 鍋にだし汁を入れ、火にかける。煮たったら白菜を加え、火がとおるまで煮る。
3. 豆乳を加え、沸騰する直前で火を止め、**A**を加えて混ぜる。器に盛り、三つ葉をのせる。

アレンジレシピ

ガン予防に有効なキャベツを使って

キャベツとまいたけの豆乳スープ

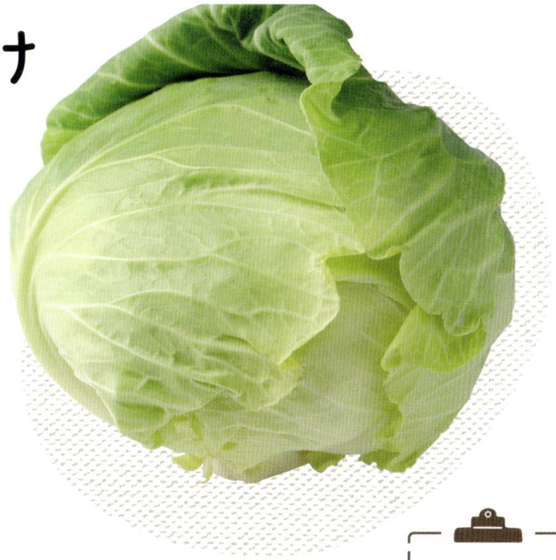

材料と作り方

白菜・三つ葉の代わりに

キャベツ……………………………1枚
まいたけ…………………………50g

1. キャベツはひと口大に切り、まいたけは小房に分ける。
2. 白菜と同じタイミングで**1**を加える。

免疫力アップ
腸内環境
刺激が少ない

【エネルギー】
41kcal
【塩分】
0.5g

ガンに効くポイントはココ！

植物性たんぱく質が豊富な

豆乳

済陽式食事療法では牛肉、豚肉など四足歩行動物が制限され、鶏肉、魚介類も摂取量は通常の半量程度と指導されます。どうしてもたんぱく質が不足しがちになってしまうため、エビオス錠で補給することもあります。そんなときにおすすめなのが、豆乳、豆腐、納豆など植物性たんぱく質を多く含む大豆や大豆加工食品です。

植物性たんぱく質はとりすぎてもガンを促進しないという研究結果が、コーネル大学のコリン・キャンベル教授によって発表されています。大豆・大豆加工食品でたんぱく質をとるようにしましょう。

なめこでおいしさアップ

小松菜となめこの とろみ汁

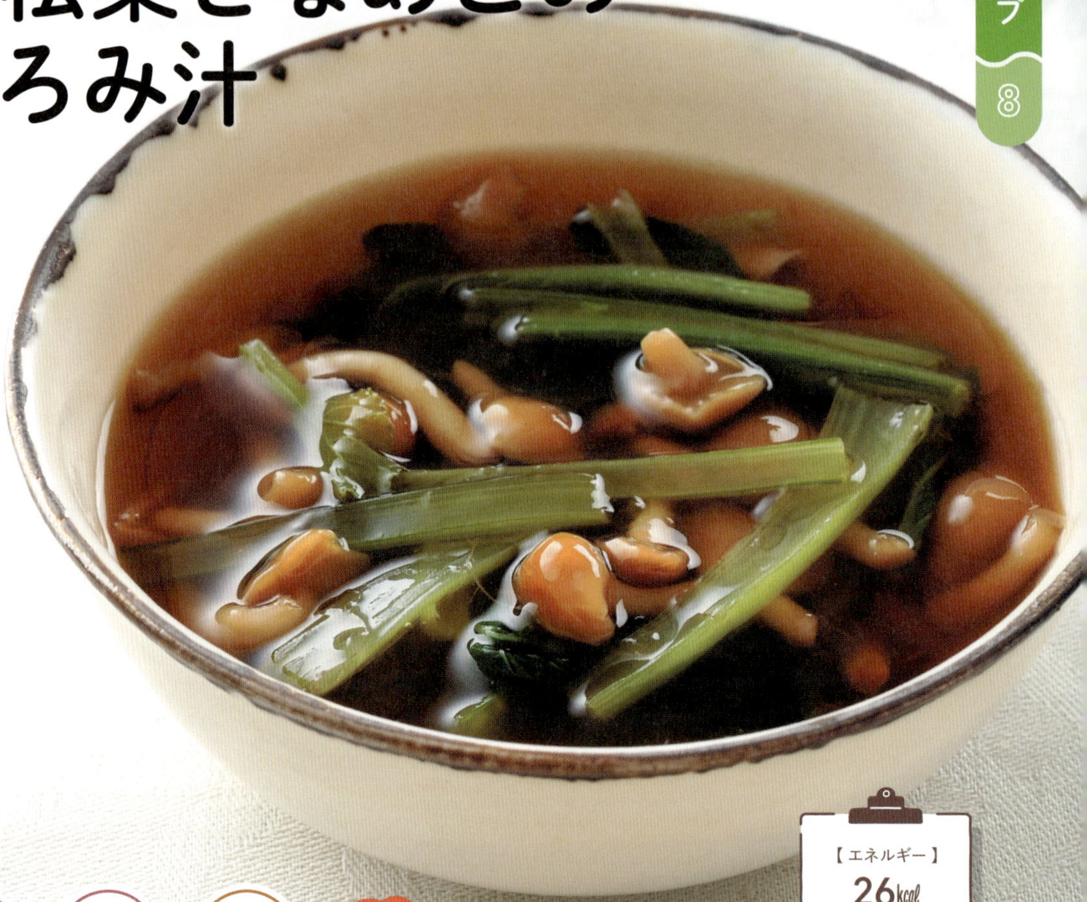

免疫力アップ　ミネラルバランス　腸内環境　刺激が少ない

【エネルギー】
26kcal
【塩 分】
0.5g

材料（2人分）

小松菜……………………1/4 束
なめこ……………………50g
だし汁………1 と 1/2 カップ
減塩しょうゆ……大さじ 1/2
A｜片栗粉…………小さじ 2
　｜水………………大さじ 1

作り方

1. 小松菜は根元を切り落とし、4cm 長さに切る。
2. 鍋にだし汁を入れて火にかけ、煮たったら小松菜、なめこを加え、野菜に火がとおるまで煮る。
3. 2 に減塩しょうゆを加えて混ぜ、A の水溶き片栗粉をまわし入れてとろみをつける。

アレンジレシピ

もやしのシャキシャキ感を生かして

モロヘイヤともやしのとろみ汁

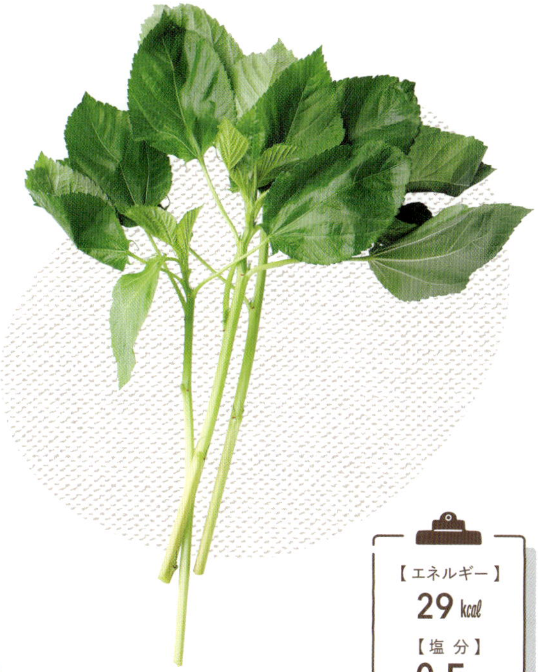

材料と作り方

小松菜・なめこの代わりに

モロヘイヤ……50g
もやし……50g

1. モロヘイヤは軸から葉をつみ、1cm 幅に切る。
2. 小松菜、なめこと同じタイミングで、**1** と、もやしを加える。

【エネルギー】29 kcal
【塩分】0.5g

免疫力アップ　ミネラルバランス　腸内環境　刺激が少ない

ガンに効くポイントはココ！

免疫力を高める
小松菜

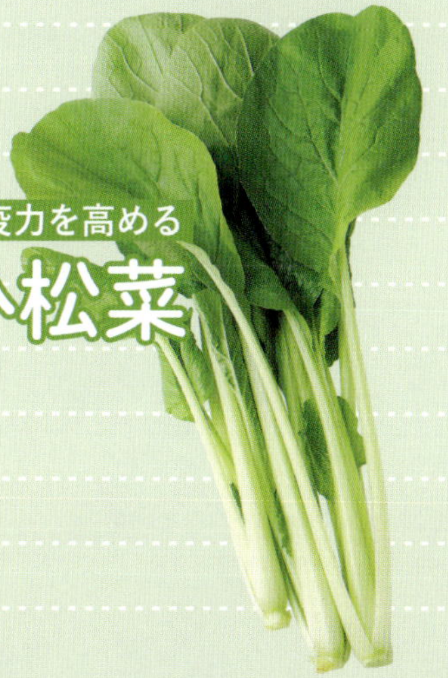

小松菜にはグルタチオンという、免疫力を高める成分が含まれています。肝臓ガンの患者さんにグルタチオンをとってもらったところ、ガンの増殖が抑えられたという研究結果があります。

ほかにも免疫力を高めるβカロテンやビタミンC、ミネラルバランスを整えるカリウムが多く含まれていて、済陽式食事療法でおすすめする食材のひとつです。

香辛料を上手に使って

なすとパプリカのスパイシースープ

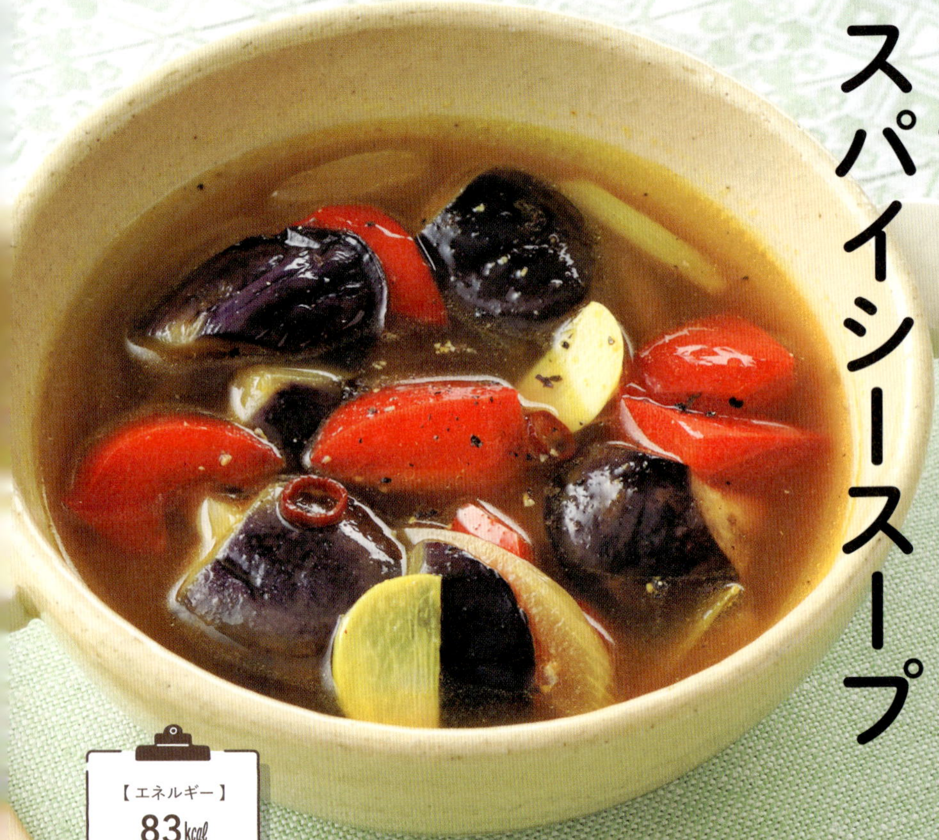

【エネルギー】
83kcal
【塩 分】
0.4g

免疫力アップ　ミネラルバランス　食欲アップ

材料（2人分）

- 玉ねぎ……1/8 個
- にんにく……1かけ
- なす……1本
- 赤パプリカ……1/4 個
- 赤唐辛子（輪切り）……1/2 本分
- オリーブ油……大さじ1
- A
  - 水……1と1/2 カップ
  - カレー粉……小さじ2
  - コンソメ（顆粒）……小さじ 2/3
- 粗挽きこしょう……少々

作り方

1. 玉ねぎとにんにくは薄切りにする。
2. なすはヘタを取って小さめの乱切りにする。赤パプリカは小さめの乱切りにする。
3. 鍋に半量のオリーブ油、**1**、赤唐辛子を入れて火にかけ、玉ねぎがしんなりとするまで炒める。**A** を加え、煮たったら、アクを取って弱火にし、10 分ほど煮る。
4. フライパンに残りのオリーブ油を熱し、なすと赤パプリカを炒める。
5. 器に **4** を盛り、**3** をかけて、粗挽きこしょうをふる。

アレンジレシピ

さつまいもの甘みをプラスして

さつまいもとマッシュルームのスパイシースープ

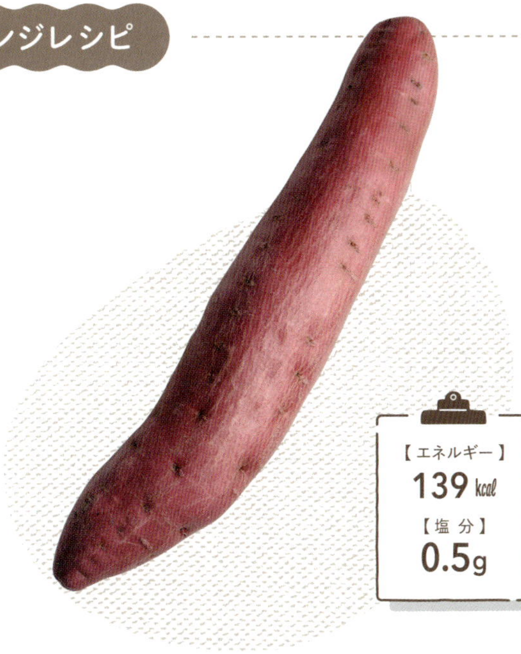

【エネルギー】
139kcal
【塩分】
0.5g

材料と作り方

なす・赤パプリカの代わりに

さつまいも……………………100g
マッシュルーム………………6個

1. さつまいもは1cm厚さのいちょう切りにし、マッシュルームは4等分に切る。
2. フライパンに残りのオリーブ油を熱し、さつまいもを炒め、火がとおったらマッシュルームを加えてさっと炒める。

免疫力アップ　腸内環境　食欲アップ

ガンに効くポイントはココ！

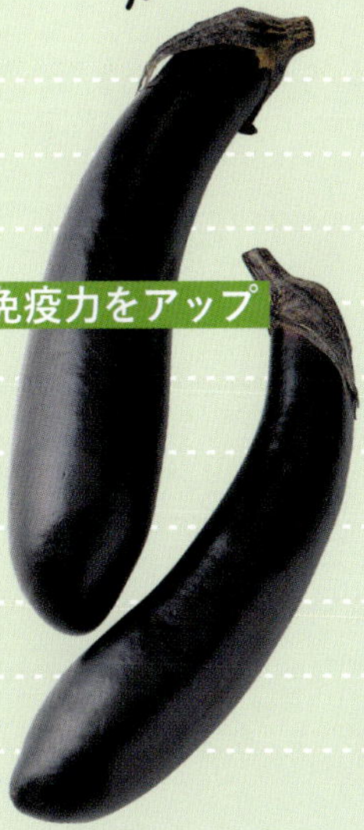

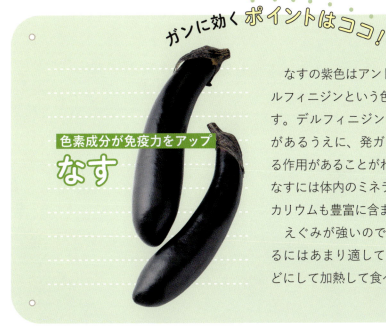

色素成分が免疫力をアップ

なす

なすの紫色はアントシアニンの一種、デルフィニジンという色素成分によるものです。デルフィニジンには強い抗酸化作用があるうえに、発ガン促進物質を抑制する作用があることがわかっています。また、なすには体内のミネラルバランスを整えるカリウムも豊富に含まれています。

えぐみが強いのでジュースや生で食べるにはあまり適していません。スープなどにして加熱して食べるとよいでしょう。

βカロテンたっぷり

にんじんの豆乳ポタージュ

【エネルギー】
67kcal
【塩分】
0.5g

材料（2人分）

- にんじん……1/2本
- にんにく……1/2かけ
- オリーブ油……大さじ1/2
- A
  - 水……1カップ
  - コンソメ（顆粒）……小さじ2/3
  - こしょう……少々
- 無調整豆乳……1/2カップ
- パセリ（みじん切り）……少々

作り方

1. にんじんは縦半分に切って薄切りにする。にんにくは薄切りにする。
2. 鍋にオリーブ油とにんにくを入れて弱火で熱し、香りが出てきたら中火にし、にんじんを加えてさっと炒め、**A**を加える。煮たったら、アクを取ってふたをして弱火で10分ほど煮て火を止める。
3. **2**のあら熱がとれたら、ミキサーにかけて攪拌《かくはん》し、鍋に戻す。豆乳を加え、沸騰する直前で火を止める。
4. 器に盛り、パセリを散らす。

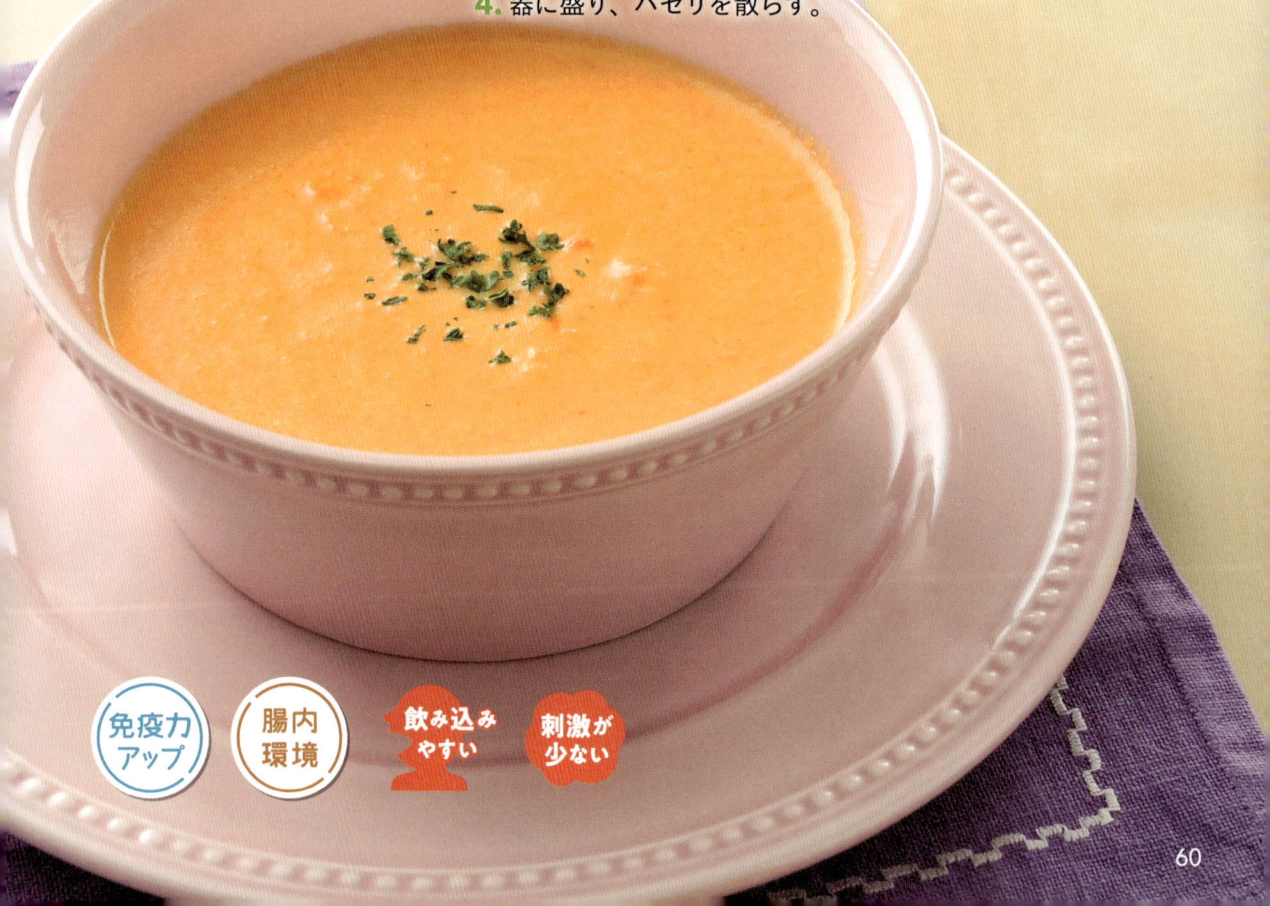
免疫力アップ
腸内環境
飲み込みやすい
刺激が少ない

アレンジレシピ

牛乳を使って違った味わいに

パンプキンスープ

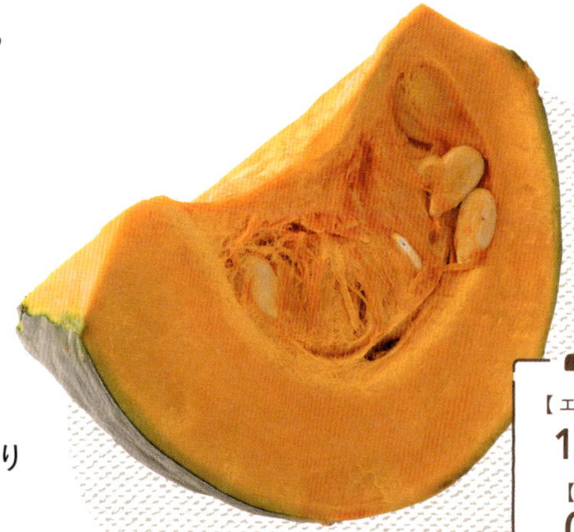

【エネルギー】122 kcal
【塩 分】0.5g

材料と作り方

にんじん・豆乳の代わりに

かぼちゃ……150g
牛乳……1/2カップ

1. かぼちゃは皮をむき、種とワタを取り除き、ひと口大の薄切りにする。
2. にんじんと同じタイミングで**1**を加える。
3. 牛乳は豆乳と同じタイミングで加える。

免疫力アップ　ミネラルバランス　腸内環境　飲み込みやすい　刺激が少ない

ガンに効くポイントはココ！

ガン予防の強力な助っ人

にんにく

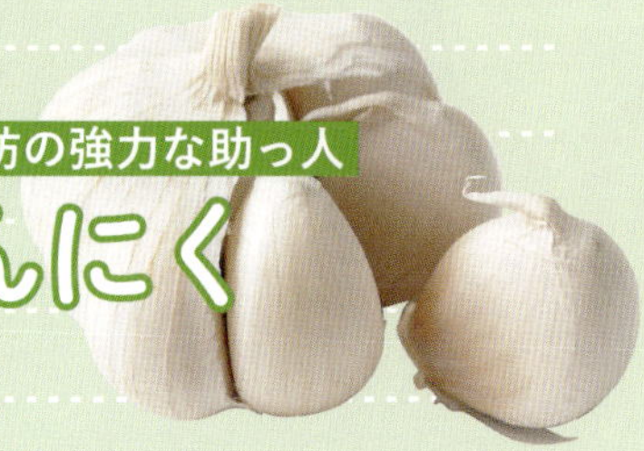

アメリカ国立ガン研究所が作成した、ガン予防に効く食品をわかりやすくまとめた「デザイナーフーズ・ピラミッド」で、にんにくは最上位に選ばれました。実際に、にんにくの摂取量が増えると、胃ガンが減少した、大腸ガン発症のリスクが約半分に抑えられたという研究報告があります。

にんにくの強いにおいは、イオウ化合物である硫化アリルや、ミネラルのひとつであるセレンによるものです。どちらもガン抑制作用がある成分として注目されています。

冷え症の人は葉野菜をスープで

グリーンスープ

【エネルギー】
47kcal
【塩分】
0.5g

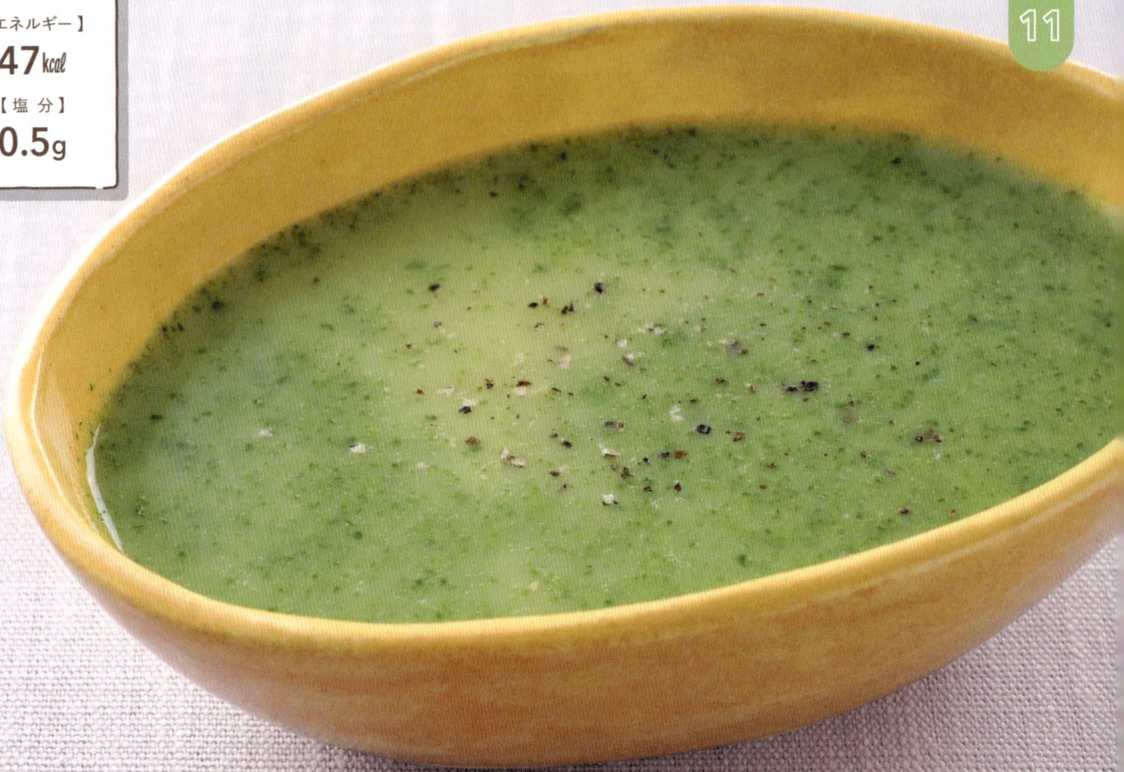

免疫力アップ
ミネラルバランス
腸内環境
飲み込みやすい
刺激が少ない

材料（2人分）

- ほうれん草……………1/3束
- 玉ねぎ……………………1/6個
- にんにく……………1/2かけ
- A
  - 水…………………1カップ
  - コンソメ（顆粒）……………小さじ2/3
- 牛乳………………1/2カップ
- 粗挽きこしょう…………少々

作り方

1. ほうれん草は5cm長さに切る。玉ねぎとにんにくは薄切りにする。
2. 鍋に玉ねぎ、にんにく、**A**を入れて熱し、5分ほど煮る。ほうれん草を加え、さっと煮て火を止める。
3. **2**のあら熱がとれたら、ミキサーにかけて攪拌《かくはん》し鍋に戻す。牛乳を加え、沸騰する直前で火を止める。
4. 器に盛り、粗挽きこしょうをふる。

アレンジレシピ

豆乳を使うとさっぱりした味わいに

菜の花の豆乳グリーンスープ

【エネルギー】46 kcal
【塩分】0.4g

材料と作り方

ほうれん草・牛乳 の代わりに

菜の花……80g
無調整豆乳……1/2カップ

1. 菜の花は5cm長さに切る。
2. ほうれん草と同じタイミングで**1**を加え、やわらかくなるまで煮る。
3. 豆乳は牛乳と同じタイミングで加える。

免疫力アップ　腸内環境　飲み込みやすい　刺激が少ない

ガンに効くポイントはココ！

免疫力を高め、ガン予防に効く
菜の花

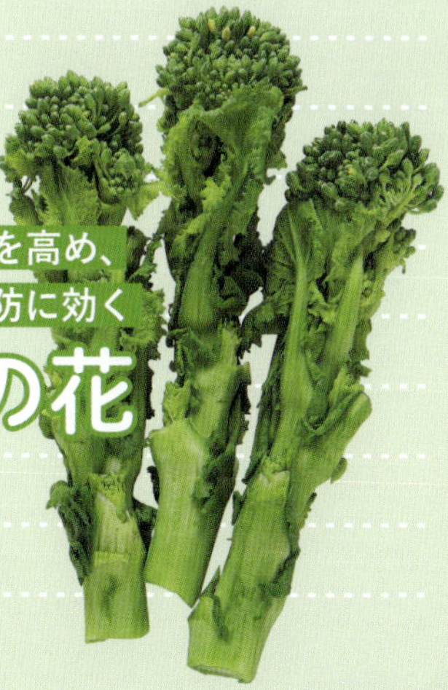

菜の花には免疫力を高めるβカロテン、ビタミンCが多く含まれています。さらに、抗ガン作用があるといわれるイソチオシアネート、腸内環境を整える食物繊維、体内のミネラルバランスを整えるカリウムなどが含まれ、さまざまな作用が期待できます。春以外はあまり出回らないのですが、旬の時期には手軽に手に入るので、積極的に食べましょう。

シンプルに野菜を味わう

野菜のコンソメスープ

【エネルギー】
10kcal
【塩分】
0.4g

材料（2人分）

セロリ……………………1/3本
にんじん………………1/6本
絹さや……………………4枚
A　水………1と1/2カップ
　　コンソメ（顆粒）
　　………………小さじ2/3

作り方

1. セロリは斜め薄切りにし、にんじんは千切りにする。絹さやはスジを取って、斜め千切りにする。
2. 鍋にAを入れて火にかける。煮たったら、1を加え、5分ほど煮る。

免疫力アップ

ミネラルバランス

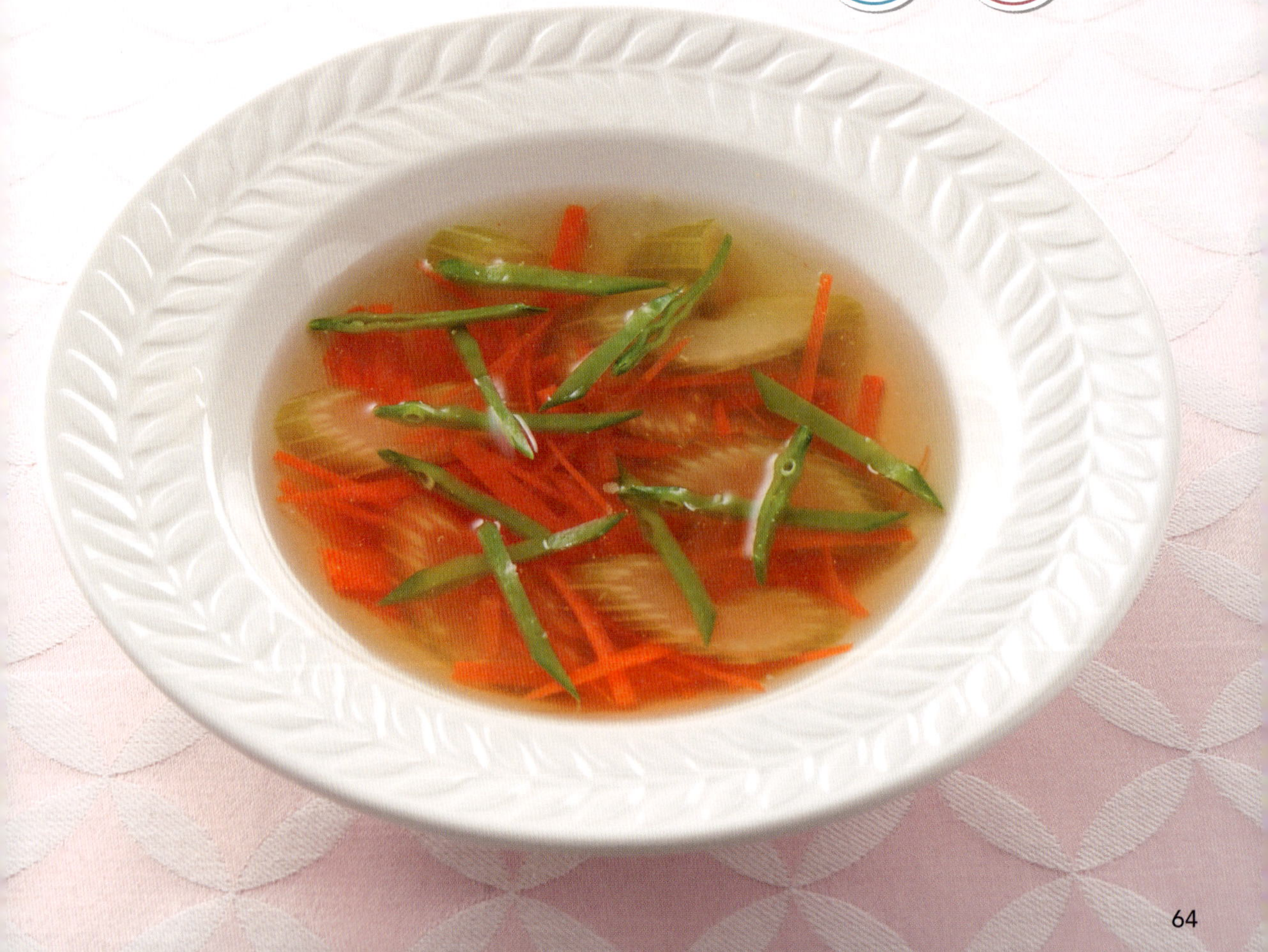

アレンジレシピ その1

免疫力を高める玉ねぎを使って

アスパラガスのコンソメスープ

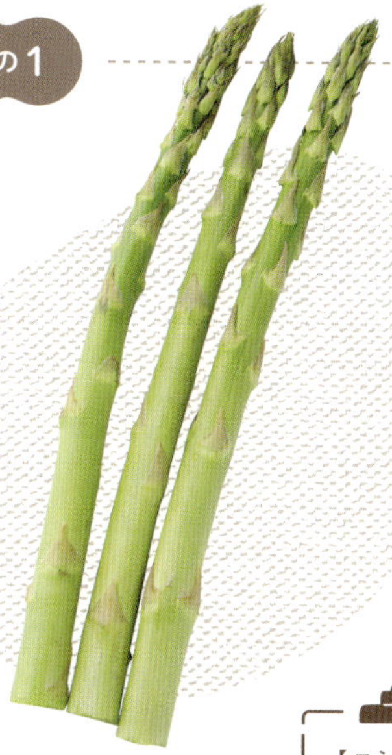

材料と作り方

セロリ・にんじん・絹さやの代わりに

玉ねぎ……………………………1/4個
アスパラガス……………………2本

1. 玉ねぎは薄切りにする。アスパラガスは斜め薄切りにする。
2. セロリ、にんじん、絹さやと同じタイミングで**1**を加える。

免疫力アップ　クエン酸代謝

【エネルギー】13kcal
【塩分】0.4g

アレンジレシピ その2

食物繊維たっぷりのきのこを加えて

キャベツとえのきたけのコンソメスープ

【エネルギー】16kcal
【塩分】0.4g

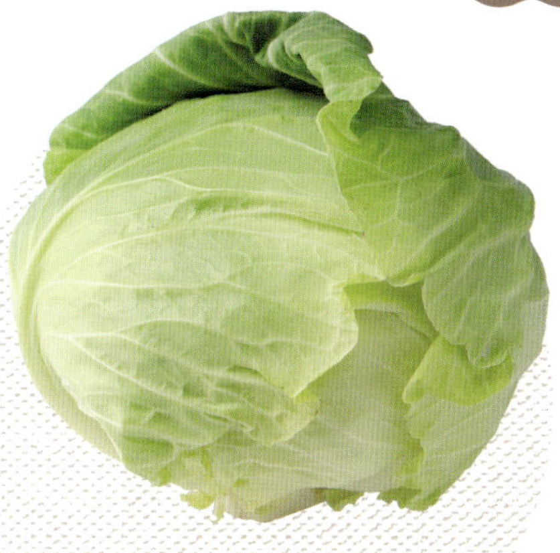

材料と作り方

セロリ・にんじん・絹さやの代わりに

キャベツ…………………………1枚
えのきたけ………………………50g

1. キャベツは短冊切りにする。えのきたけは根元を切り落とし、半分に切る。
2. セロリ、にんじん、絹さやと同じタイミングで**1**を加える。

免疫力アップ　腸内環境

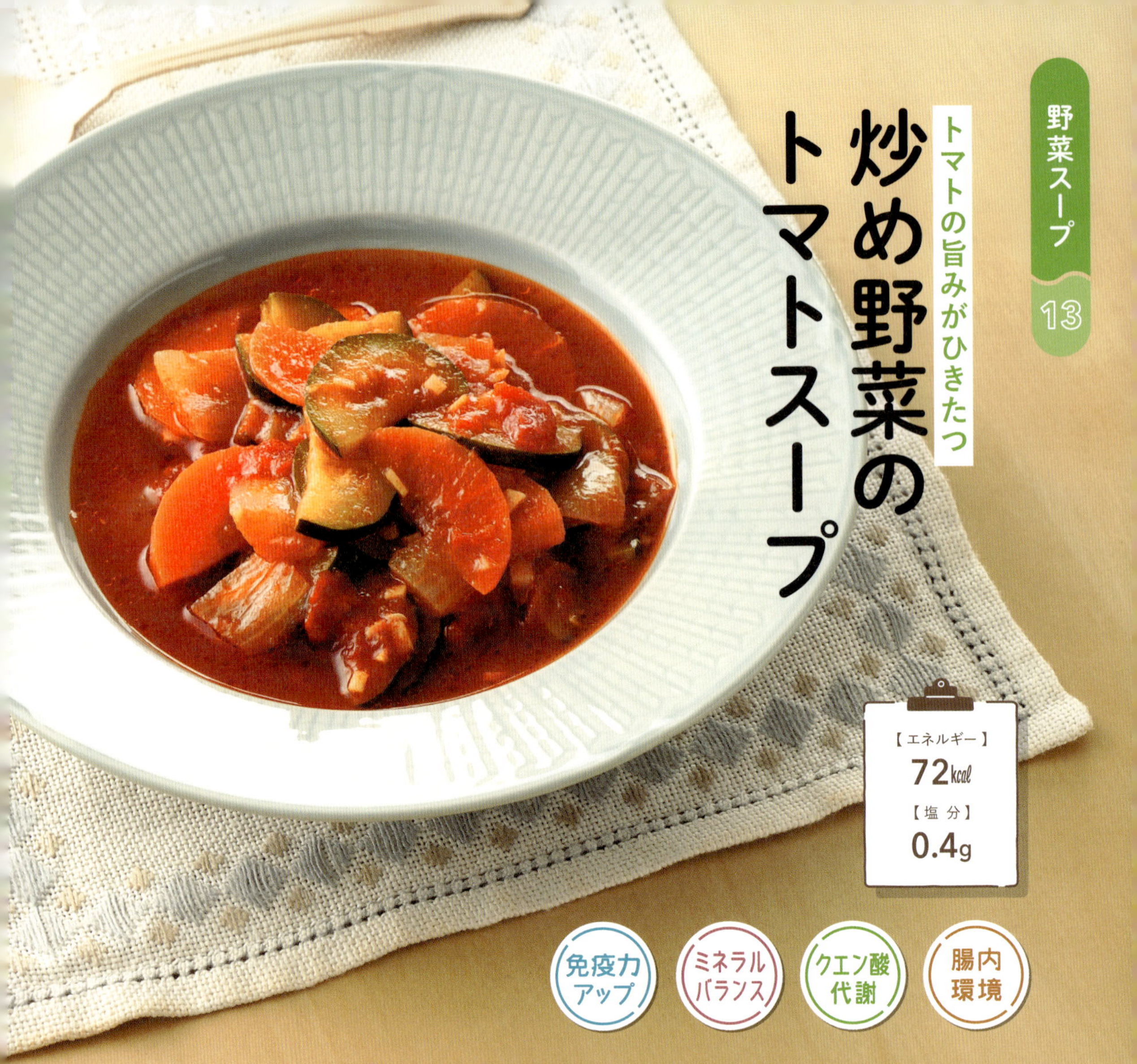

トマトの旨みがひきたつ

炒め野菜のトマトスープ

【エネルギー】
72kcal
【塩 分】
0.4g

免疫力アップ
ミネラルバランス
クエン酸代謝
腸内環境

材料（2人分）

- ズッキーニ……1/3本
- にんじん……1/5本
- 玉ねぎ……1/4個
- にんにく……1かけ
- オリーブ油……大さじ1/2
- A
  - 水……1/2カップ
  - カットトマト（缶詰）……200g
  - コンソメ（顆粒）……小さじ2/3
  - こしょう……少々

作り方

1. ズッキーニとにんじんは半月切りにする。玉ねぎは2cm角に切り、にんにくはみじん切りにする。
2. 鍋ににんにく、玉ねぎ、オリーブ油を入れて弱火で熱し、香りが出てきたら中火にし、ズッキーニとにんじんを加え、やわらかくなるまで炒める。**A**を加えて10分ほど煮る。

アレンジレシピ

ビタミンCたっぷり！

カリフラワーとアスパラのトマトスープ

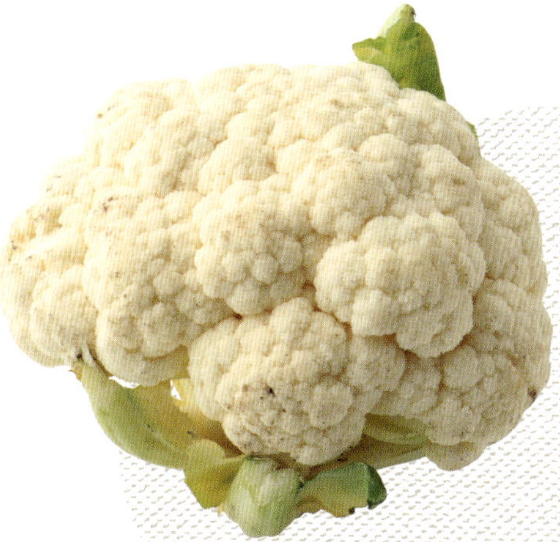

【エネルギー】
75 kcal
【塩分】
0.4g

材料と作り方

ズッキーニ・にんじん の代わりに

カリフラワー…………6房（60g）
アスパラガス…………………2本

1. アスパラガスは斜め切りにする。
2. ズッキーニ、にんじんと同じタイミングでカリフラワー、アスパラガスを加える。

免疫力アップ　ミネラルバランス　クエン酸代謝　腸内環境

ガンに効くポイントはココ！

ガン予防効果があるといわれる

トマト

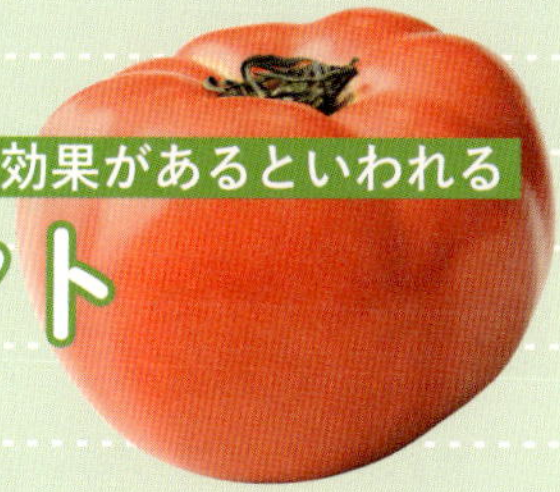

リコピン、ルテイン、βカロテンなど活性酸素を無害化する抗酸化物質を多く含むトマトは、昔からガンだけでなくさまざまな病気の予防に効果があるとされてきました。「トマトが赤くなると医者が青くなる」ということわざがあるほどです。

イタリア、ハワイ、ノルウェーなどで行われた調査で、トマトを多く食べている人は、ガンになる率が低いという結果が出ていて、トマトがガン予防に効くことが裏付けられています。

ほこほこしたにんにくがおいしい

ブロッコリーのにんにくスープ

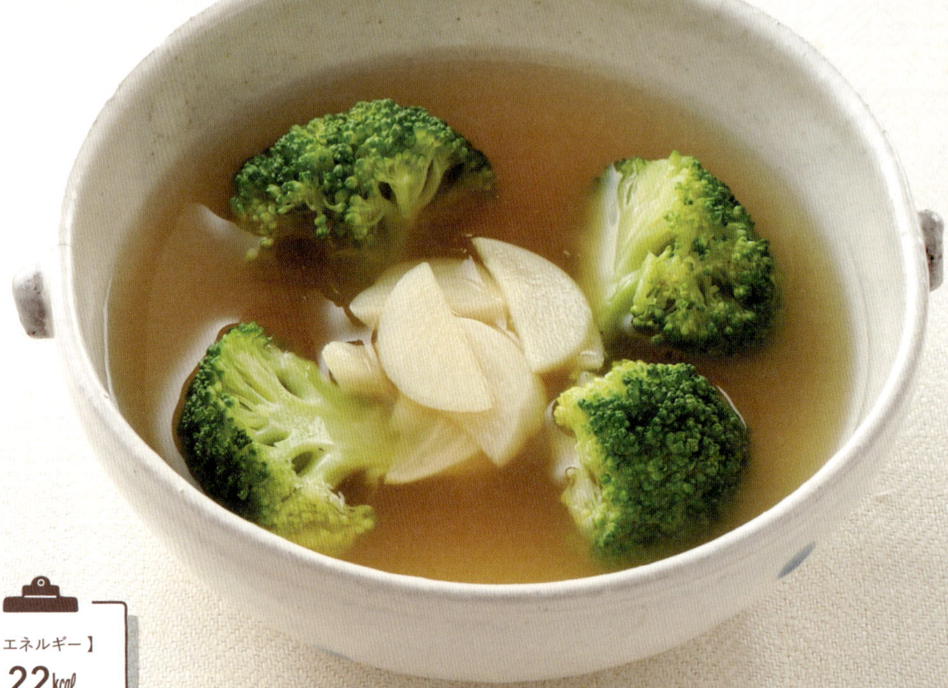

【エネルギー】
22kcal
【塩分】
0.5g

免疫力アップ

材料（2人分）

ブロッコリー……8房（80g）
にんにく………………1かけ
A｜水………1と1/2カップ
　｜コンソメ（顆粒）
　｜………………小さじ2/3
減塩しょうゆ……小さじ1/4

作り方

1. にんにくは薄切りにする。
2. 鍋にAとにんにくを入れて火にかけ、煮たったら弱火にして10分ほど煮る。ブロッコリー、減塩しょうゆを加え、3分ほど煮る。

+ アレンジレシピ

トマトの酸味がアクセントに

ミニトマトのにんにくスープ

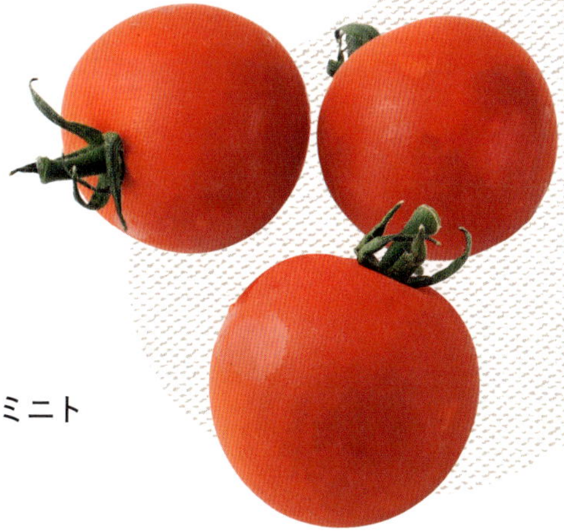

材料と作り方

ブロッコリーの代わりに
ミニトマト……………………12個

1. ミニトマトはヘタを取る。
2. ブロッコリーと同じタイミングでミニトマトを加える。

【エネルギー】 31kcal
【塩分】 0.5g

免疫力アップ

ガンに効くポイントはココ！

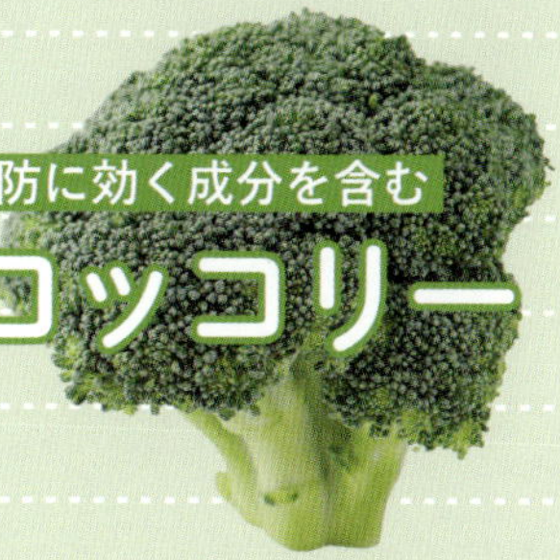

ガン予防に効く成分を含む

ブロッコリー

ブロッコリーにはスルフォラファンという、ガン予防に効果のある成分が含まれています。スルフォラファンは強い抗酸化作用があり、ガンを促進する活性酸素を無害化するといわれています。

成熟したものよりも、未熟なものやスプラウト（新芽）に多く含まれています。ブロッコリーの表面は小さな花《か》蕾《らい》（つぼみ）でびっしりと覆われています。購入するときには、花蕾がかたくしまったものを選びましょう。

トマトと豆がたっぷり

ミックス豆のミネストローネ

【エネルギー】47 kcal
【塩分】0.4g

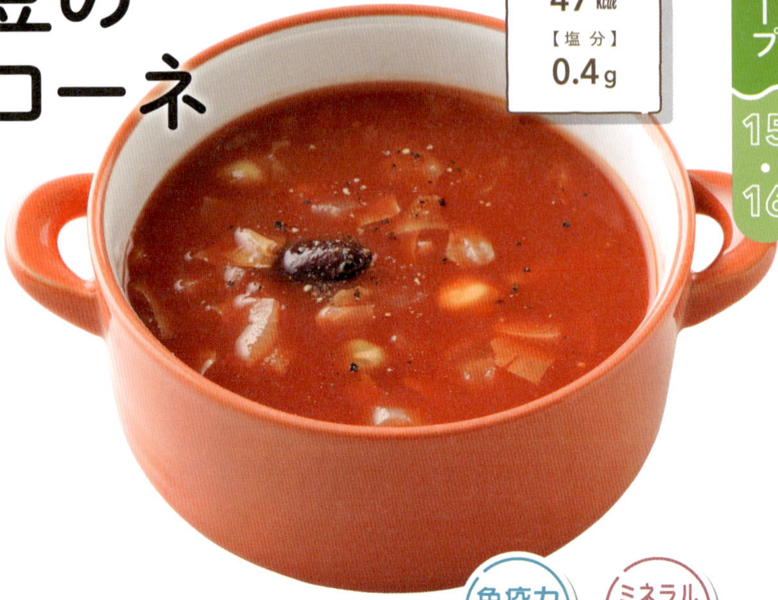

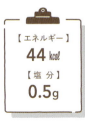

免疫力アップ
ミネラルバランス

材料（2人分）

玉ねぎ……………………1/8個
キャベツ…………………1/2枚
ミックス豆………………30g
A　水……………1/2カップ
　無塩トマトジュース
　……………………1カップ
　コンソメ（顆粒）
　…………………小さじ2/3
粗挽きこしょう…………少々

作り方

1. 玉ねぎ、キャベツはみじん切りにする。
2. 鍋にAを入れ、火にかける。煮たったら1、ミックス豆を加え、弱火で10分ほど煮る。
3. 器に盛り、粗挽きこしょうをふる。

アレンジレシピ

赤唐辛子を入れると減塩でもOK

ピリ辛ミネストローネ

免疫力アップ
ミネラルバランス
食欲アップ

材料と作り方

玉ねぎ・キャベツ・ミックス豆の代わりに

セロリ……………………1/4本
にんじん…………………20g
ゆで大豆…………………30g
赤唐辛子（輪切り）
……………………1/2本分

1. セロリとにんじんはみじん切りにする。
2. 玉ねぎ、キャベツと同じタイミングで1、ゆで大豆、赤唐辛子を加える。

【エネルギー】44 kcal
【塩分】0.5g

コトコト煮込むと甘みが増す

オニオンスープ

【エネルギー】
51 kcal
【塩分】
0.4g

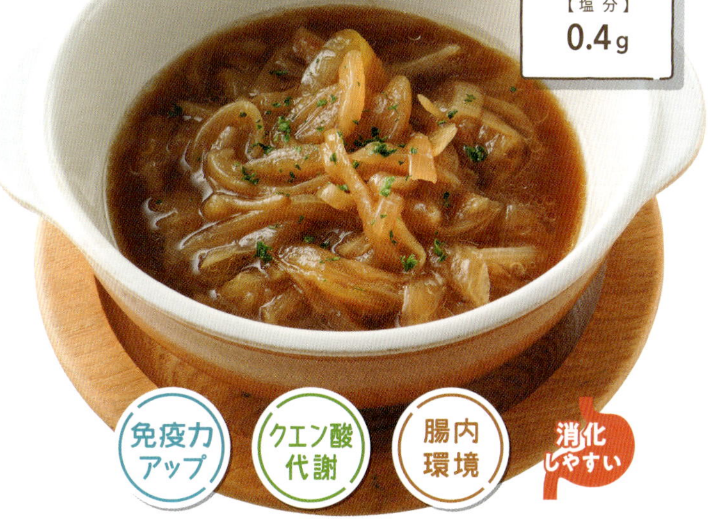
免疫力アップ
クエン酸代謝
腸内環境
消化しやすい

材料（2人分）

玉ねぎ……………………1個
オリーブ油…………小さじ2
A | 水………1と1/2カップ
　| コンソメ（顆粒）………………小さじ2/3
　| こしょう……………少々
パセリ（みじん切り）…少々

作り方

1. 玉ねぎは薄切りにする。
2. 鍋にオリーブ油、玉ねぎを入れ、弱めの中火で熱し、玉ねぎが茶色になるまで炒める。**A**を加え、煮たったら弱火にし、5分ほど煮る。
3. 器に盛り、好みでパセリを散らす。

ガンに効くポイントはココ！

調理油には オリーブ油 がおすすめ

済陽式食事療法では動物性脂質を控えるよう指導されます。そして、植物性脂質も選んでとるようすすめられます。植物性の油のなかには、酸化しやすく、とりすぎるとよくないものがあるからです。

オリーブ油や菜種油は酸化しにくいので、調理油としておすすめです。ごま油にはごまに含まれる抗酸化物質が含まれているのでとったほうがいいのですが、加熱すると酸化してしまいます。調理の最後に加えるなど、加熱せずに活用するようにしましょう。

コーンのクリーミーな味わい

エリンギと玉ねぎのコーンスープ

【エネルギー】
62 kcal
【塩分】
0.5 g

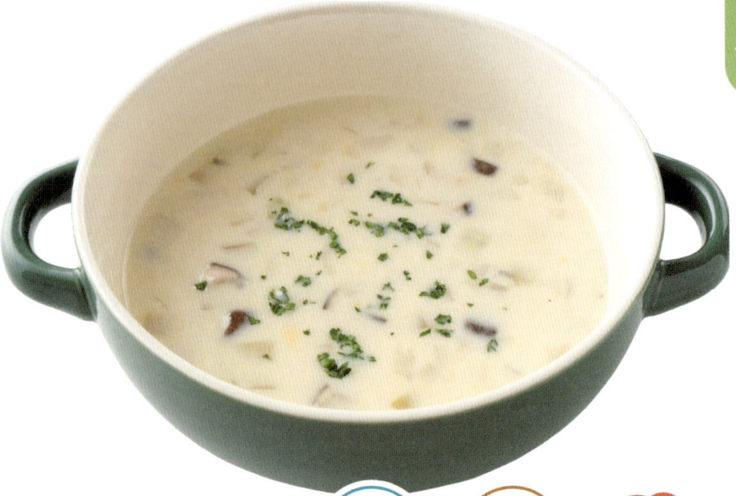

材料（2人分）

- エリンギ……………………50g
- 玉ねぎ……………………1/8個
- 水……………………1/2カップ
- A
  - クリームコーン（缶詰）……………………40g
  - 牛乳…………1/2カップ
  - コンソメ（顆粒）……………………小さじ1/2
  - こしょう…………少々
- パセリ（みじん切り）…少々

免疫力アップ
腸内環境
刺激が少ない

作り方

1. エリンギと玉ねぎはみじん切りにする。
2. 鍋に**1**と水を入れて火にかけ、5分ほど煮る。火を止め、**A**を加えて混ぜ合わせる。
3. 再び火にかけ、煮たったら器に盛り、好みでパセリを散らす。

＋ アレンジレシピ

豆乳を使ってさっぱりと

さつまいものコーンスープ

免疫力アップ
腸内環境
刺激が少ない

材料と作り方

エリンギ・牛乳の代わりに

- さつまいも…………100g
- 豆乳…………1/2カップ

1. さつまいもは1cm角に切る。
2. エリンギと同じタイミングでさつまいもを入れ、豆乳は牛乳の代わりに入れる。

【エネルギー】
108 kcal
【塩分】
0.5g

注いで待つだけ超簡単

お湯かけわかめスープ

免疫力アップ　ミネラルバランス　腸内環境

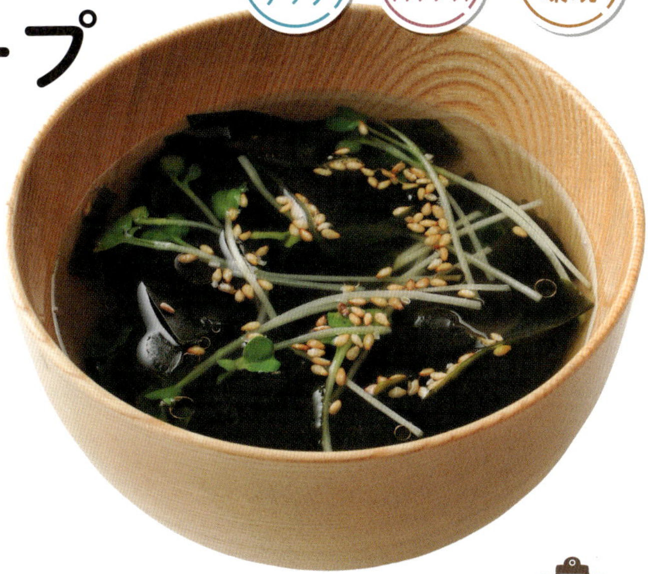

材料（2人分）

かいわれ大根……………30g

A
- 乾燥わかめ……………1g
- 鶏がらスープの素………………小さじ2/3
- こしょう……………少々

熱湯 ………1と1/2カップ
ごま油……………小さじ1/4
白いりごま ……小さじ1/2

作り方

1. かいわれ大根は根元を切り落とす。
2. 器に**A**と**1**を入れ、熱湯を注ぎ入れる。ごま油をまわしかけ、ごまをふる。

【エネルギー】
13 kcal
【塩分】
0.5 g

ガンに効くポイントはココ！

豊富な食物繊維で腸内環境を整える

わかめ

わかめには水溶性食物繊維と不溶性食物繊維の両方が含まれています。

水に溶ける水溶性食物繊維は、ジュースにしてもある程度とることができますが、不溶性食物繊維はジューサーでつくると取り除かれてしまいます。

不溶性食物繊維にも腸内の排便を促して腸内環境をよくするという大切な役割があるので、海藻類やきのこ類などでとるようにしましょう。

ただし、不溶性食物繊維をたくさんとりすぎると、かえって腸に負担をかけてしまうので、とりすぎないように気をつけましょう。

免疫力をアップするしいたけ

しいたけと サニーレタスの 中華スープ

【エネルギー】
13kcal
【塩 分】
0.5g

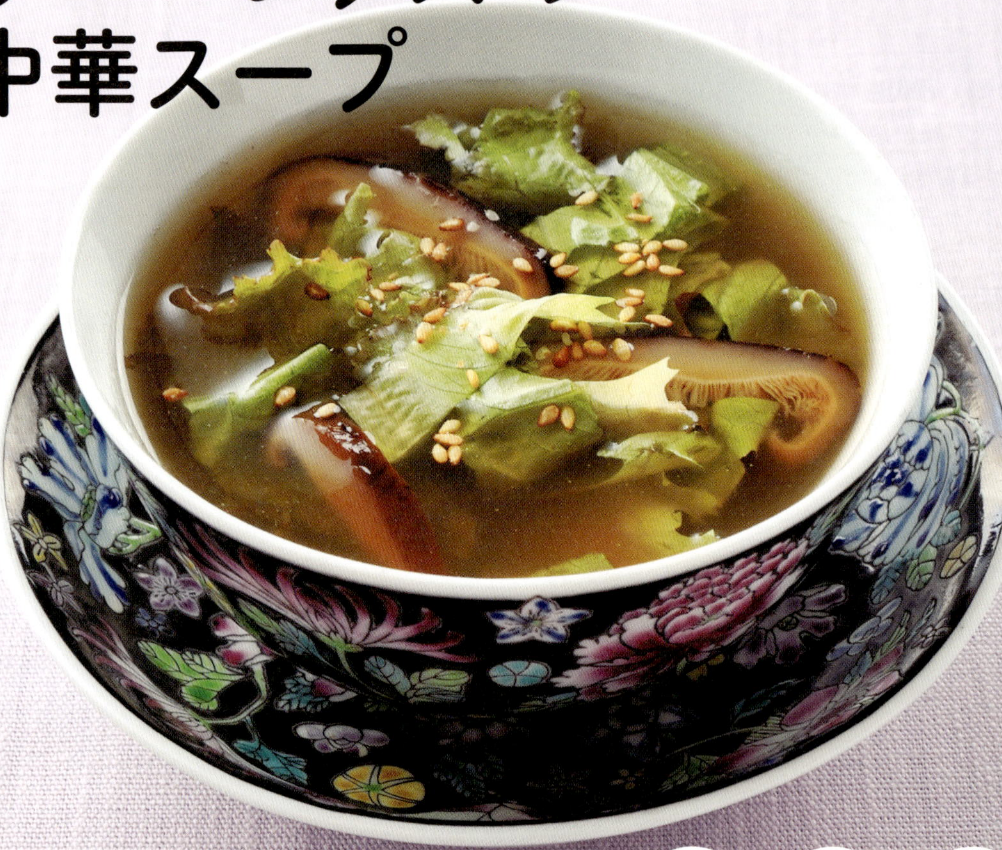

免疫力アップ　ミネラルバランス　腸内環境

材料（2人分）

干ししいたけ……2枚
水……1と1/2カップ
サニーレタス……1枚
鶏がらスープの素……小さじ2/3
A 減塩しょうゆ……小さじ1/4
A こしょう……少々
白いりごま……小さじ1/2

作り方

1. 干ししいたけは分量の水で戻し、薄切りにする。サニーレタスは1cm幅に切る。
2. 鍋に**1**のしいたけと戻し汁、鶏がらスープの素を入れて火にかける。煮たったらサニーレタス、**A**を加えて混ぜ、さっと煮る。
3. 器に**2**を盛り、ごまをふる。

アレンジレシピ

葉野菜を代えて楽しもう

しいたけと小松菜の中華スープ

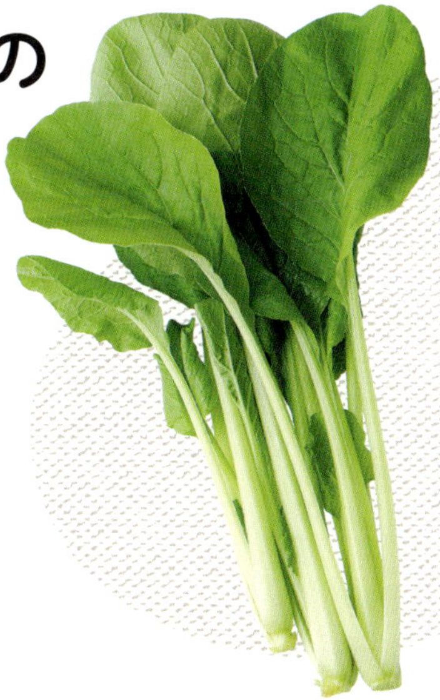

【エネルギー】14 kcal
【塩分】0.5g

材料と作り方

サニーレタスの代わりに

小松菜……………………………1/4 束

1. 小松菜は 4cm 長さに切る。
2. サニーレタスと同じタイミングで小松菜を加え、しんなりとするまで煮る。

免疫力アップ　ミネラルバランス　腸内環境

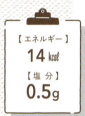

ガンに効くポイントはココ！

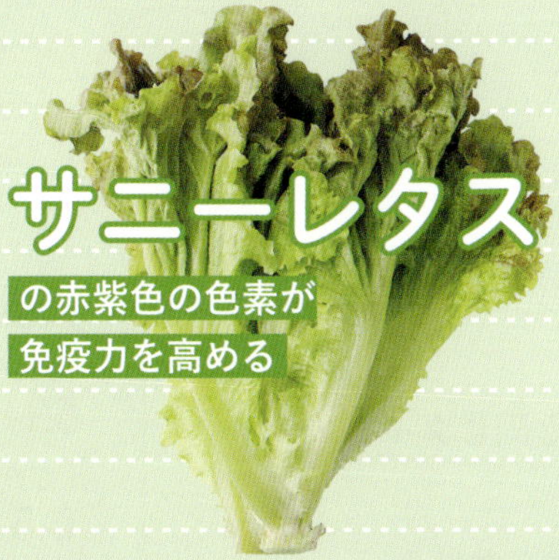
サニーレタス
の赤紫色の色素が
免疫力を高める

葉レタスにはさまざまな種類がありますが、なかでもおすすめなのがサニーレタスです。サニーレタスの葉先の赤紫色は、アントシアニンという色素によるもので、強い抗酸化作用があります。ほかにもβカロテン、ビタミンC、カリウムが豊富でガンの予防効果が期待できます。

購入するときは、赤紫色の部分が多いものを選ぶようにしましょう。

たっぷりもやしで腸内を整える

はるさめスープ

【エネルギー】
47 kcal
【塩 分】
0.5 g

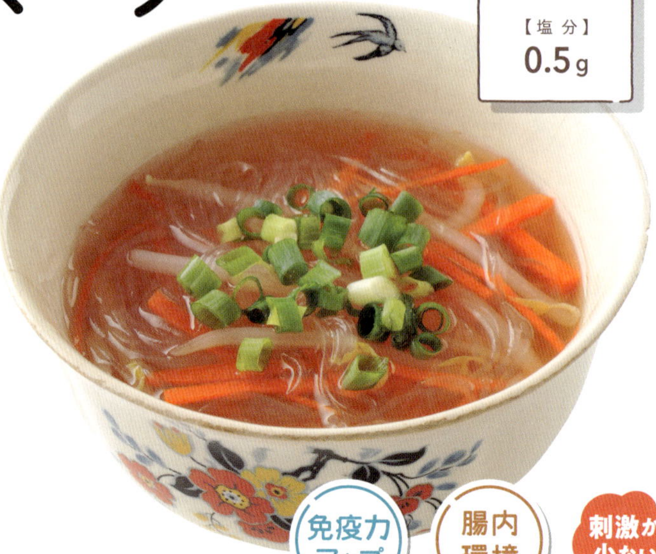

免疫力アップ
腸内環境
刺激が少ない

材料（2人分）

緑豆はるさめ …………… 20g
にんじん ……………… 1/5本
小ねぎ ………………… 1/2本
もやし ………………… 50g
A | 水 ……… 1と1/2カップ
　| 鶏がらスープの素 ……………… 小さじ2/3
B | 減塩しょうゆ ……………… 小さじ1/4
　| こしょう …………… 少々

作り方

1. 緑豆はるさめは10cm長さに切り、湯（分量外）に3分ほどつけて戻す。にんじんは千切りにし、小ねぎは小口切りにする。
2. 鍋に**A**を入れて火にかけ、煮たったら、はるさめ、にんじん、もやしを加える。野菜に火がとおったら、Bを加えて混ぜる。
3. 器に**2**を盛り、小ねぎをのせる。

＋アレンジレシピ

ラー油を加えてバリエーション

ピリ辛はるさめスープ

ミネラルバランス
腸内環境

材料と作り方

にんじん・もやしの代わりに
白菜 ………………… 1枚
長ねぎ ……………… 1/3本
ラー油 ………… 小さじ1/4

1. 白菜は短冊切りにし、長ねぎは斜め切りにする。
2. にんじん、もやしと同じタイミングで**1**を加える。
3. 最後にラー油をまわしかける。

【エネルギー】
53 kcal
【塩 分】
0.5g

しいたけのだしで薄味でも満足

サンラータン

免疫力アップ　クエン酸代謝　腸内環境　食欲アップ

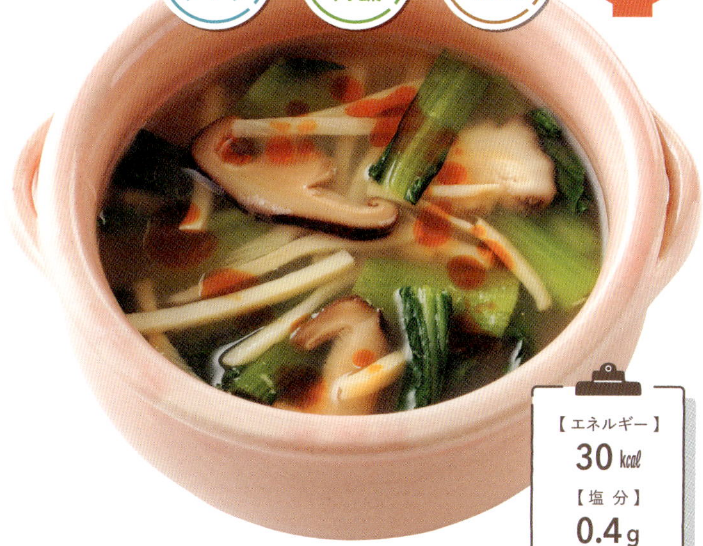

材料（2人分）

干ししいたけ……………2枚
水……………1と1/2カップ
たけのこ（ゆで）…………40g
チンゲンサイ……………1株
鶏がらスープの素
……………………小さじ2/3
酢……………………小さじ2
A｜片栗粉…………小さじ1
　｜水………………小さじ2
ラー油…………小さじ1/4

【エネルギー】30kcal
【塩分】0.4g

作り方

1. 干ししいたけは分量の水で戻し、薄切りにする。たけのこは細切りにし、チンゲンサイは4cm長さに切る。
2. 鍋に**1**のしいたけと戻し汁、鶏がらスープの素を入れて火にかけ、煮たったら、たけのことチンゲンサイを加える。野菜に火がとおったら、酢を加えて混ぜ、**A**の水溶き片栗粉をまわし入れてとろみをつける。
3. 器に**2**を盛り、ラー油をまわしかける。

アレンジレシピ

βカロテンとカリウムアップ

ピーマンとねぎのサンラータン

免疫力アップ　クエン酸代謝

材料と作り方

たけのこ・チンゲンサイの代わりに
長ねぎ…………………1/2本
ピーマン…………………1個

1. 長ねぎ、ピーマンは細切りにする。
2. たけのこ、チンゲンサイと同じタイミングで長ねぎ、ピーマンを加える。

【エネルギー】28kcal
【塩分】0.4g

赤唐辛子で食欲アップ

エスニックスープ

【エネルギー】11 kcal
【塩分】0.4g

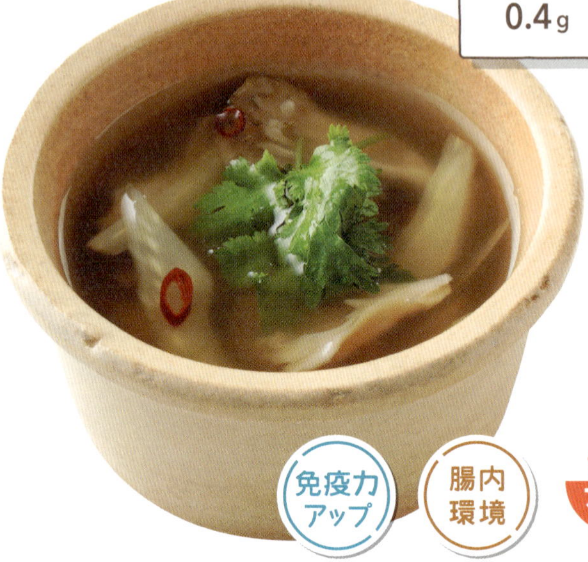

免疫力アップ
腸内環境
食欲アップ

材料（2人分）

セロリ……………………1/3 本
まいたけ…………………50g
香菜………………………10g
A
水………1と1/2 カップ
鶏がらスープの素………………小さじ 2/3
赤唐辛子（輪切り）…………………1/2 本分
B
レモン汁………小さじ 2
こしょう……………少々

作り方

1. セロリは斜め切りにする。まいたけは小房に分け、香菜は 3cm 長さに切る。
2. 鍋に **A** を入れ、火にかける。煮たったら、セロリ、まいたけを加え、5 分ほど煮て、**B** を加え混ぜる。
3. 器に **2** を盛り、香菜をのせる。

アレンジレシピ

夏野菜の冬瓜を使って

冬瓜のエスニックスープ

クエン酸代謝
消化しやすい

材料と作り方

セロリ・まいたけ の代わりに
冬瓜……………………100g

1. 冬瓜は皮をむき、食べやすい大きさに切る。
2. セロリ、まいたけと同じタイミングで冬瓜を加える。

【エネルギー】11 kcal
【塩分】0.4g

・第3章・

ひと皿で満腹に！メインのおかずになるスープ

日本の献立の基本は一汁三菜。
ごはんとメインのおかず、野菜のおかず2品、汁物がつきます。
毎日これだけの品数を用意するのは大変。
そんなときには、メインのおかずと野菜のおかず、
汁物がいっしょにとれるおかずスープがおすすめ。
豆腐や魚介類、鶏肉を使ったレシピ36品を紹介します。

たんぱく質もとれるおかずスープ

動物性たんぱく質のとりすぎがガンを招く

栄養学の世界的な権威である、アメリカのコーネル大学のコリン・キャンベル教授は、ガンと栄養の関係についてさまざまな研究を行っています。

その研究結果をまとめた『チャイナ・スタディー』という書籍が、アメリカで発売され話題になりました。そのなかで特に注目されたのが、「動物性たんぱく質と発ガンの関係」です。

教授はマウスに発ガン性物質であるアフラトキシンを注射し、グループごとに総エネルギー量に対するたんぱく質の割合を変えて与え、ガンの進行を調べたそうです。すると、総エネルギー量に対して20%のたんぱく質を与えたマウスは、5%のたんぱく質を与えたマウスに比べて、3倍以上の病巣(やがてガンに成長する前駆細胞群)が形成されました。ガンの進行がどれだけ速いかがわかります。

そして、さらにたんぱく質の種類を、動物性たんぱく質と植物性たんぱく質に分けて調べたところ、同じ量のたんぱく質をとっていても、動物性たんぱく質の病巣の反応は、植物性たんぱく質の約5倍と、非常に高くなっていました。

これらの実験結果から、動物性たんぱく質のとりすぎがガンを促進することがよくわかります。

そのため、済陽式食事療法では動物性たんぱく質を含む食べ物をできるだけ控え、大豆のほか、豆腐、納豆、油揚げなど大豆製品でたんぱく質をとるようすすめています。

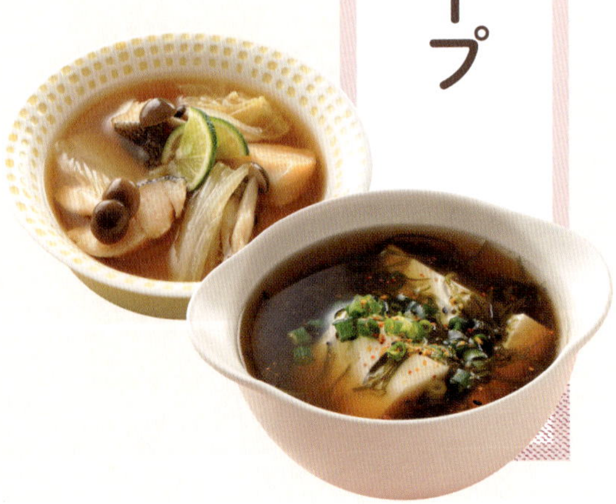

ガン以外の病気も招く過酸化脂質

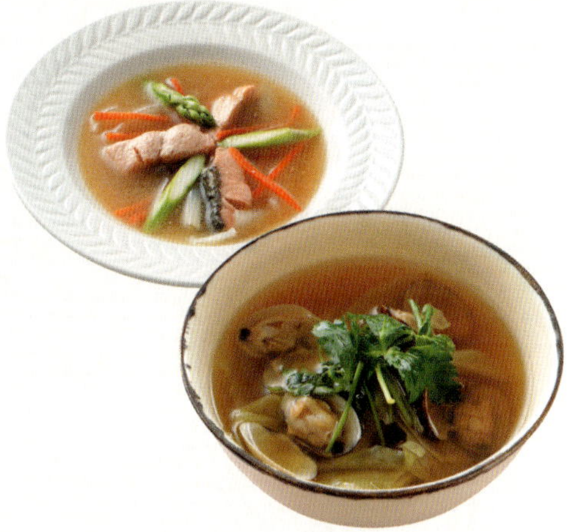

　済陽式食事療法で、牛や豚など四足歩行動物が厳禁なのは、酸化しやすい飽和脂肪酸が多く含まれているからです。

　飽和脂肪酸をとりすぎると、血液中のコレステロールが酸化して動脈硬化を招き、免疫力を低下させる一因となってしまいます。

　免疫力が低下すると、ガン細胞を攻撃する力が弱くなってしまいますし、動脈硬化は脳梗塞や心筋梗塞などの要因になるので、ガン治療中はもちろん、そうでない人にとっても四足歩行動物は控えたほうがいい食べ物です。

　とはいえ、食事療法で動物性食品をまったくとってはいけないというわけではありません。

　基本は、1日に1個の卵、1日に1回は通常の半量（35g）程度の鶏肉や白身魚、貝類、えび、いか、たこなどを食べてもよいことになっています。

　1日に300～500gとるようすすめられるヨーグルトにも、たんぱく質は含まれています。

　四足歩行動物をとらなくても、これらから動物性たんぱく質をとることができます。また、食事でたんぱく質が不足する人には、エビオス錠というサプリメントがおすすめです。

　エビオス錠はビール酵母からつくられ、体内で利用しやすいたんぱく質を含んでいます。

一品で副菜と主菜を兼ねるボリューム満点のおかずスープ

　第3章ではたんぱく質と野菜がいっしょにとれ、おかずにもなるレシピを紹介しています。

　野菜はもちろん、豆腐や卵、鶏肉、魚介類が入ったスープは、1品だけでもおなかいっぱいになるよう考えられています。何品もつくるのがめんどうなときにもおすすめです。

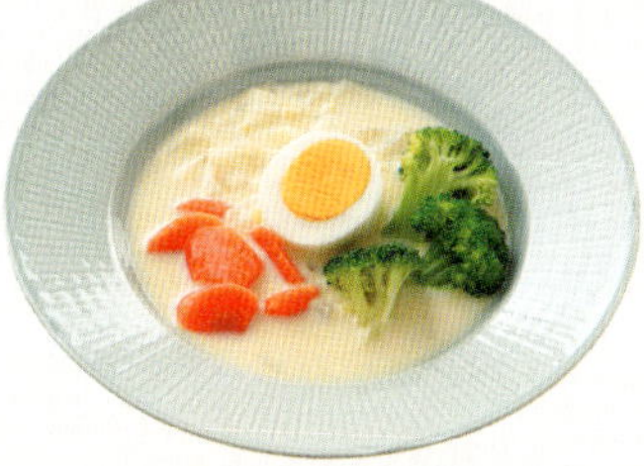

たっぷりの豆腐と海藻でおなかも満足

豆腐とめかぶのとろとろスープ

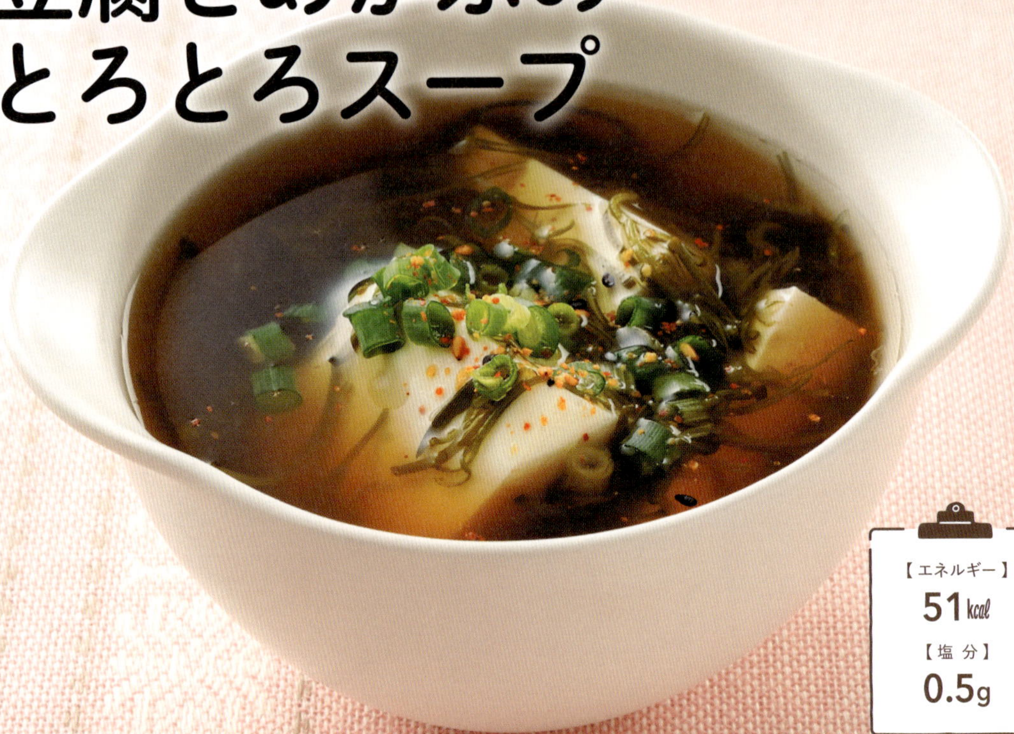

【エネルギー】
51kcal
【塩分】
0.5g

免疫力アップ　ミネラルバランス　腸内環境

材料（2人分）

- 絹ごし豆腐……………1/2丁
- 小ねぎ…………………1/2本
- めかぶ……………………50g
- A
  - だし汁…………1と1/2カップ
  - 減塩しょうゆ…………小さじ1
- 七味唐辛子……………少々

作り方

1. 豆腐は食べやすい大きさに切る。小ねぎは小口切りにする。
2. 鍋に A を入れて火にかけ、煮たったら豆腐、めかぶを加え、5分ほど煮る。
3. 器に 2 を盛り、小ねぎを散らし、お好みで七味唐辛子をふる。

アレンジレシピ

オクラを加えてもとろとろに！

豆腐とオクラのとろとろスープ

【エネルギー】53kcal
【塩分】0.4g

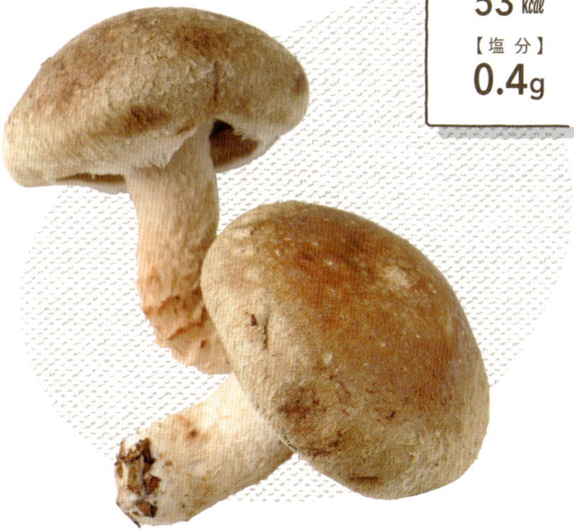

材料と作り方

小ねぎ・めかぶの代わりに
オクラ……………………4本
しいたけ…………………2枚

1. オクラは斜め切りにし、しいたけは薄切りにする。
2. オクラ、しいたけはめかぶと同じタイミングで加える。

免疫力アップ　腸内環境

ガンに効くポイントはココ！

植物性たんぱく質が豊富で消化しやすい

豆腐

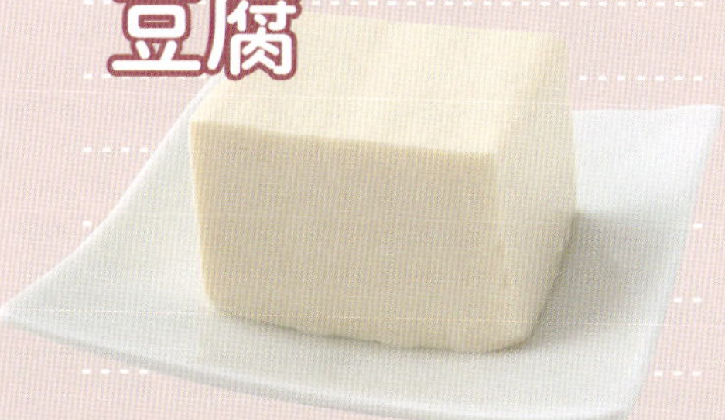

済陽式食事療法では、動物性たんぱく質がかなり制限されます。そのため、どうしてもたんぱく質が不足しがちになるのですが、それを解消する強い味方が豆腐をはじめとする大豆加工食品です。大豆をそのまま食べてもいいのですが、消化しにくいので、腸に負担をかけてしまうことがあります。そんな場合には、飲み込みやすく、消化しやすい豆腐をとるようにしましょう。

酸味を効かせたさっぱり味

たらと野菜のすだちポン酢スープ

【エネルギー】
54kcal
【塩 分】
0.5g

クエン酸代謝　腸内環境　食欲アップ

材料（2人分）

たら……1切れ
白菜……1枚
しめじ……50g
すだち果汁……1個分
A｜だし汁…1と1/2カップ
　｜減塩しょうゆ…小さじ1
すだち……少々

作り方

1. たらはひと口大に切る。白菜はざく切りに、しめじは根元を切って小房に分ける。
2. 鍋に **A** を入れて火にかけ、煮たったら、**1** を加える。具材に火がとおったら、すだち果汁を加え、混ぜる。
3. 器に **2** を盛り、好みですだちを飾る。

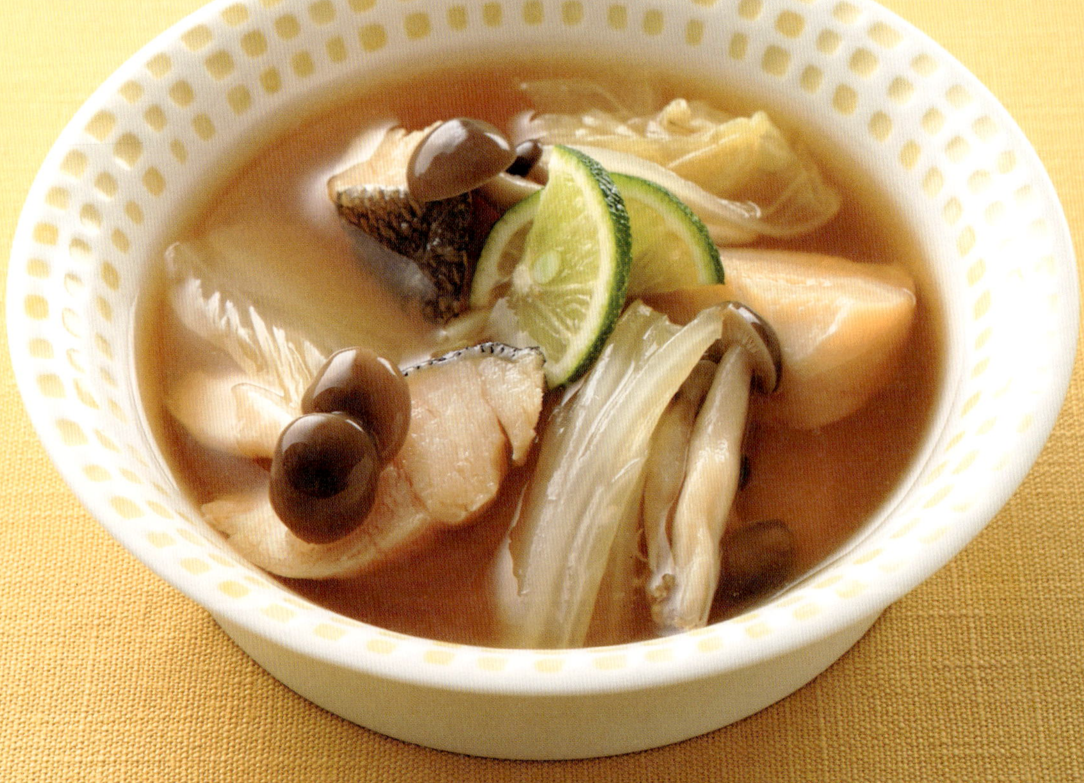

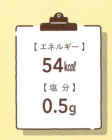

＋アレンジレシピ

白身魚であればどれでもOK

たいと野菜のポン酢鍋風

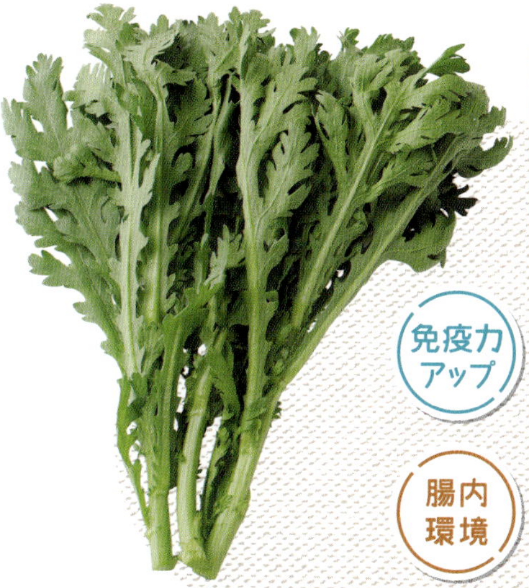

【エネルギー】103 kcal
【塩分】0.5g

免疫力アップ
クエン酸代謝
腸内環境
食欲アップ

材料と作り方

たら・白菜・しめじの代わりに

- たい……1切れ
- 長ねぎ……1/2本
- まいたけ……50g
- 春菊……1/4束

1. たいはひと口大に切る。長ねぎは斜め切りにし、まいたけは小房に分ける。春菊は5cm長さに切る。
2. 鍋に**A**を入れて火にかけ、煮たったら、たい、長ねぎ、まいたけを加える。具材に火がとおったら、春菊、すだち果汁を加え、混ぜる。

ガンに効くポイントはココ！

低脂質な
白身魚
は週に2～3回はOK

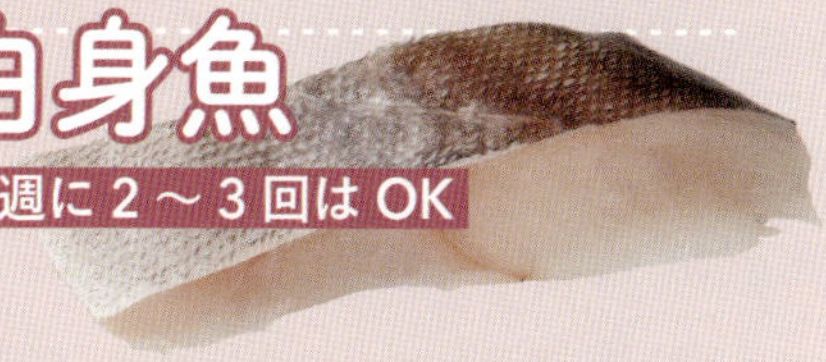

ガンを促進するもののひとつが、牛肉や豚肉などの脂身に含まれている飽和脂肪酸です。そのため、済陽式食事療法では四足歩行動物の摂取を制限しています。注意しないといけないのは、動物性たんぱく質はとりすぎるとガンを促進しますが、まったくとらないでいると細胞の代謝がうまくできなくなり、免疫力が低下することです。そのため、週に2～3回程度、白身魚をとるようすすめています。コーネル大学のコリン・キャンベル教授によると、総エネルギーに対して20%の動物性たんぱく質をとるとガンが成長するスピードが速くなったそうです。5%以下であればそれほどスピードが速くなかったという結果が出ています。

ダブルで植物性たんぱく質がとれる

豆腐の豆乳鍋

材料（2人分）

木綿豆腐……………1/2 丁
水菜…………………1/4 束
だし汁………………1 カップ
A｜無調整豆乳…1/2 カップ
　｜減塩しょうゆ….小さじ 1

作り方

1. 豆腐は食べやすい大きさに切り、水菜は 4cm 長さに切る。
2. 鍋にだし汁を入れ、火にかける。煮たったら豆腐を加え、火がとおるまで煮る。
3. A を加え、沸騰する直前で火を止める。器に盛り、水菜をのせる。

免疫力アップ　腸内環境　刺激が少ない

【エネルギー】
72kcal
【塩 分】
0.4g

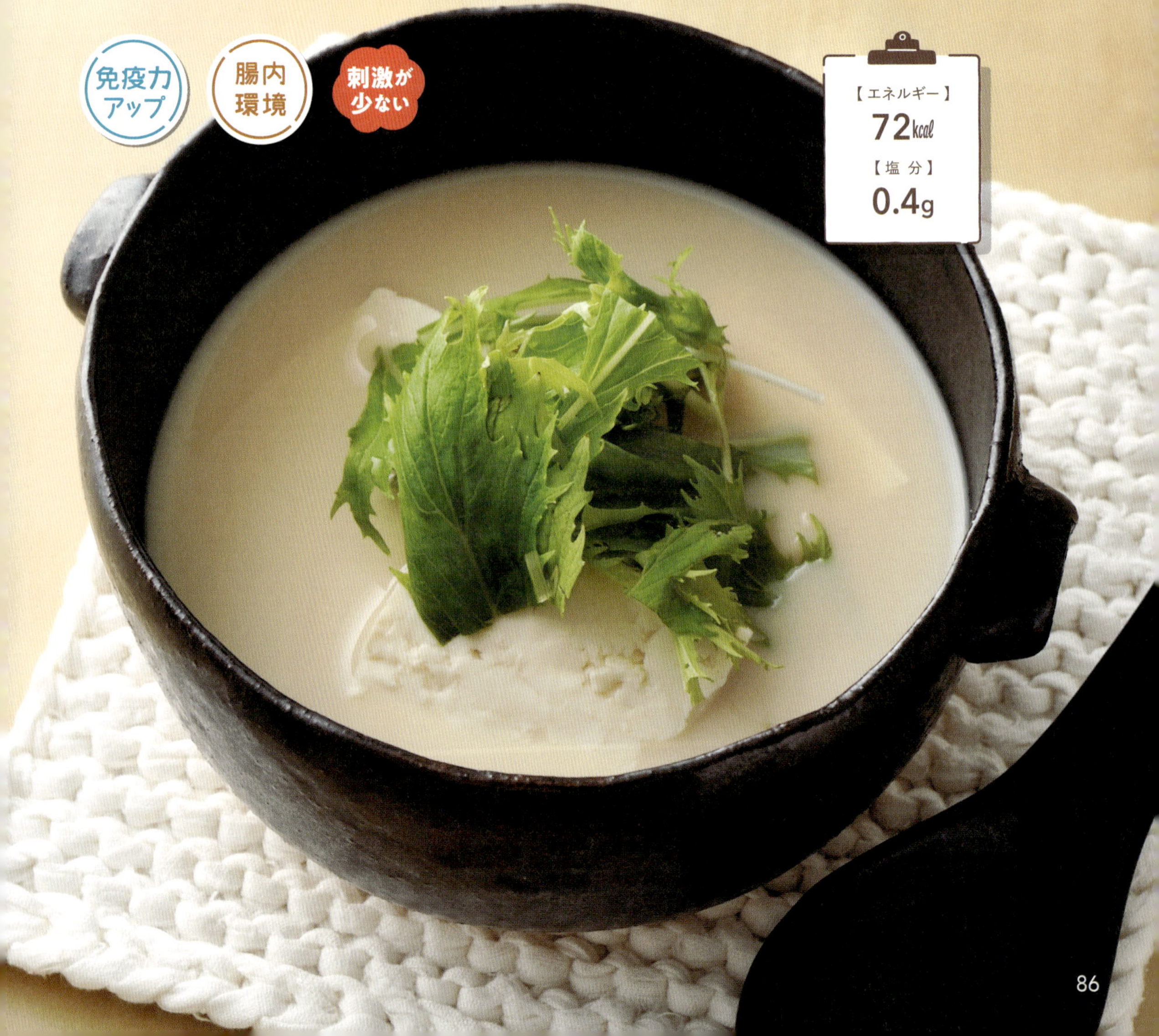

＋アレンジレシピ

免疫力を高める牡蠣を加えて

牡蠣とほうれん草の豆乳スープ

【エネルギー】
40 kcal
【塩 分】
0.5g

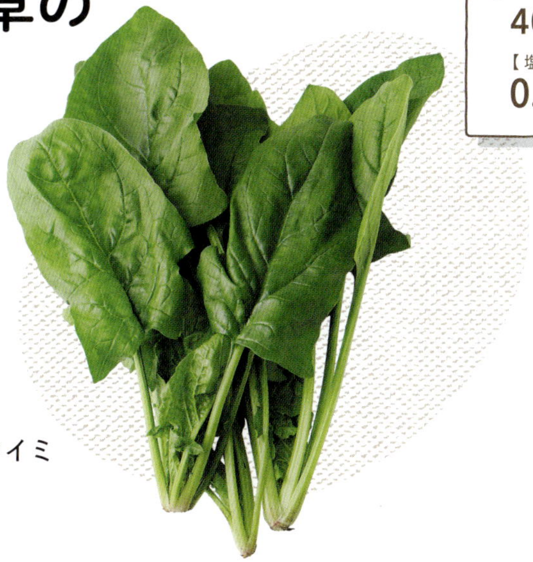

材料と作り方

豆腐・水菜の代わりに

牡蠣（むき身）…………………30g
ほうれん草……………………1/3 束

1. ほうれん草は 4cm 長さに切る。
2. 牡蠣、ほうれん草は豆腐と同じタイミングで加える。

免疫力アップ

ガンに効くポイントはココ！

タウリン豊富な貝類を適度にとろう

貝類にはタウリンという成分が含まれています。タウリンは生命活動の維持に関係していて、不足すると肝臓や心臓の不調、コレステロールや中性脂肪の増加などさまざまな不調を招きます。ガンを引き起こす要因となる代謝障害を起こしている人は、タウリンが不足していることがあるので、牡蠣、あさり、しじみなど貝類をとって補うようにしましょう。貝類のほかにもいか、たこ、かになどにも多く含まれています。牡蠣にはこのほかに、亜鉛が多く含まれています。亜鉛不足が発ガンに関係しているのではないかという意見もありますし、おすすめの食材のひとつといっていいでしょう。

ねぎやみょうがは薬効が高い

薬味たっぷり納豆汁

【エネルギー】
61kcal
【塩分】
0.5g

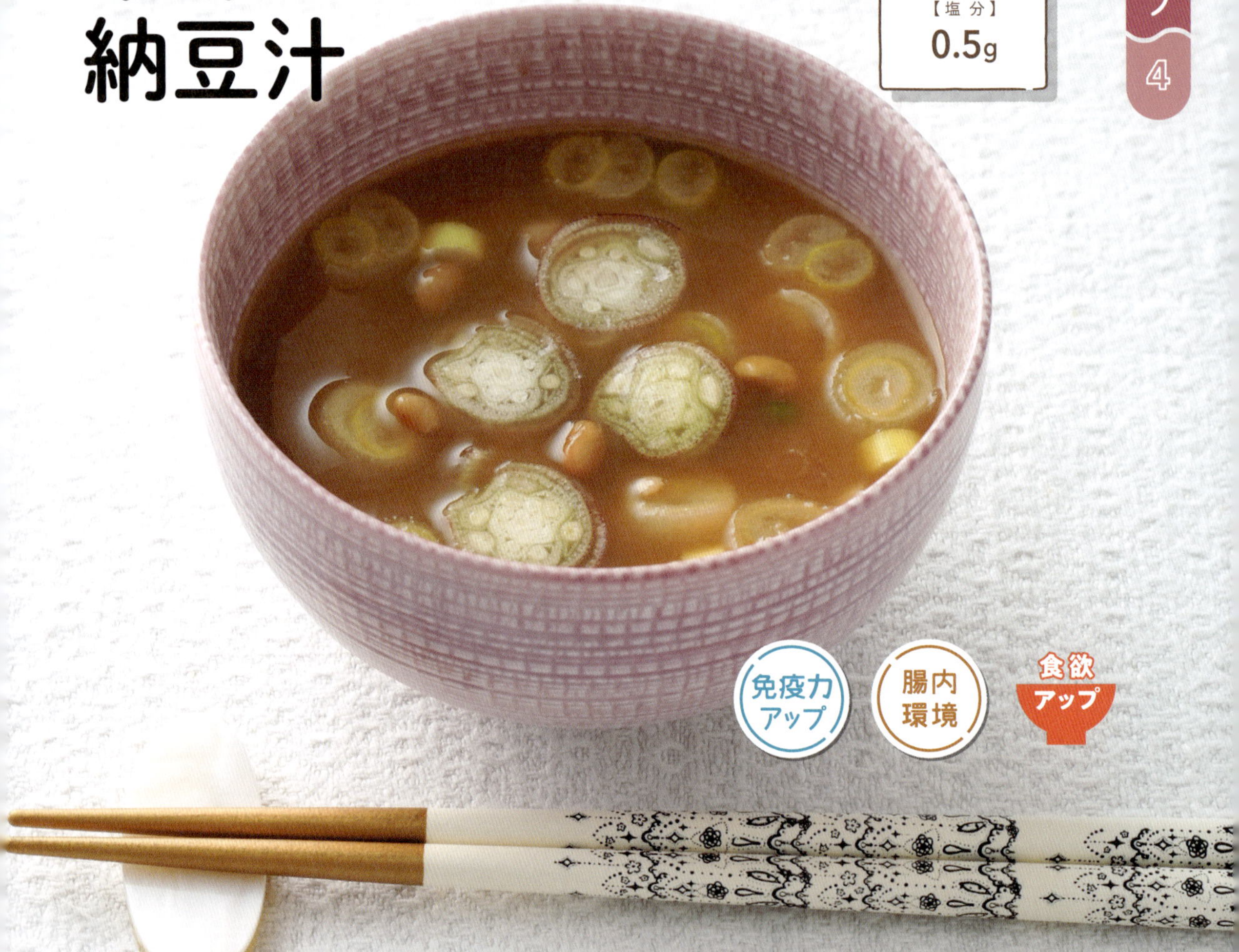

免疫力アップ
腸内環境
食欲アップ

材料（2人分）

長ねぎ……………………………1/3本
みょうが……………………………1個
納豆……………………………………50g
だし汁………………1と1/2カップ
減塩みそ…………………………小さじ1

作り方

1. 長ねぎ、みょうがは小口切りにする。
2. 鍋にだし汁を入れ、火にかける。煮たったら、長ねぎ、納豆を加え、具材に火がとおったら、減塩みそを加えて混ぜる。
3. 器に2を盛り、みょうがをのせる。

アレンジレシピ

水溶性食物繊維がたっぷり

ネバネバ納豆汁

【エネルギー】61kcal
【塩分】0.5g

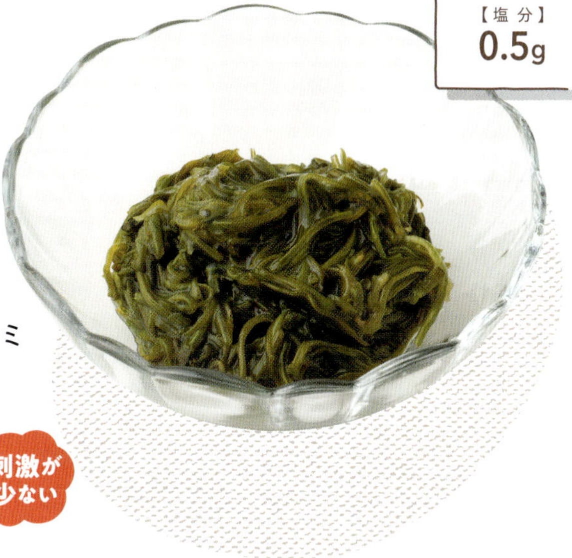

材料と作り方

長ねぎ・みょうがの代わりに

オクラ……………………4本
めかぶ……………………20g

1. オクラは小口切りにする。
2. オクラ、めかぶは長ねぎと同じタイミングで加える。

免疫力アップ　ミネラルバランス　腸内環境　刺激が少ない

ガンに効くポイントはココ！

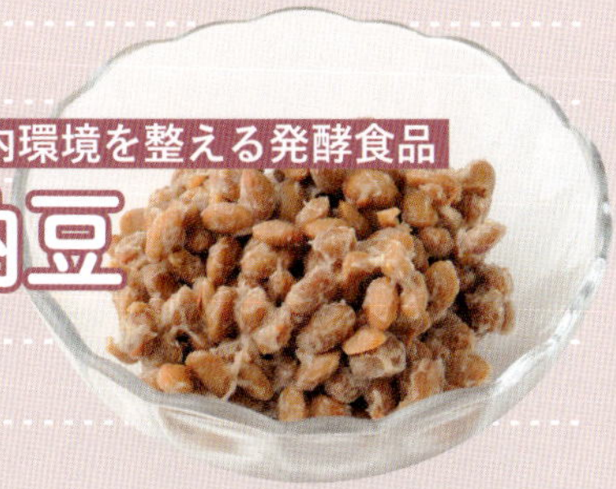

腸内環境を整える発酵食品

納豆

納豆は植物性たんぱく質を多く含む大豆加工食品であるうえに、発酵食品でもあります。

発酵食品には腸内環境を整え、免疫力を高める効果が期待できるので、1日1回とるようにしましょう。

白身魚の鮭で免疫力アップ

鮭と野菜の ごまみそスープ

【エネルギー】
106kcal
【塩 分】
0.6g

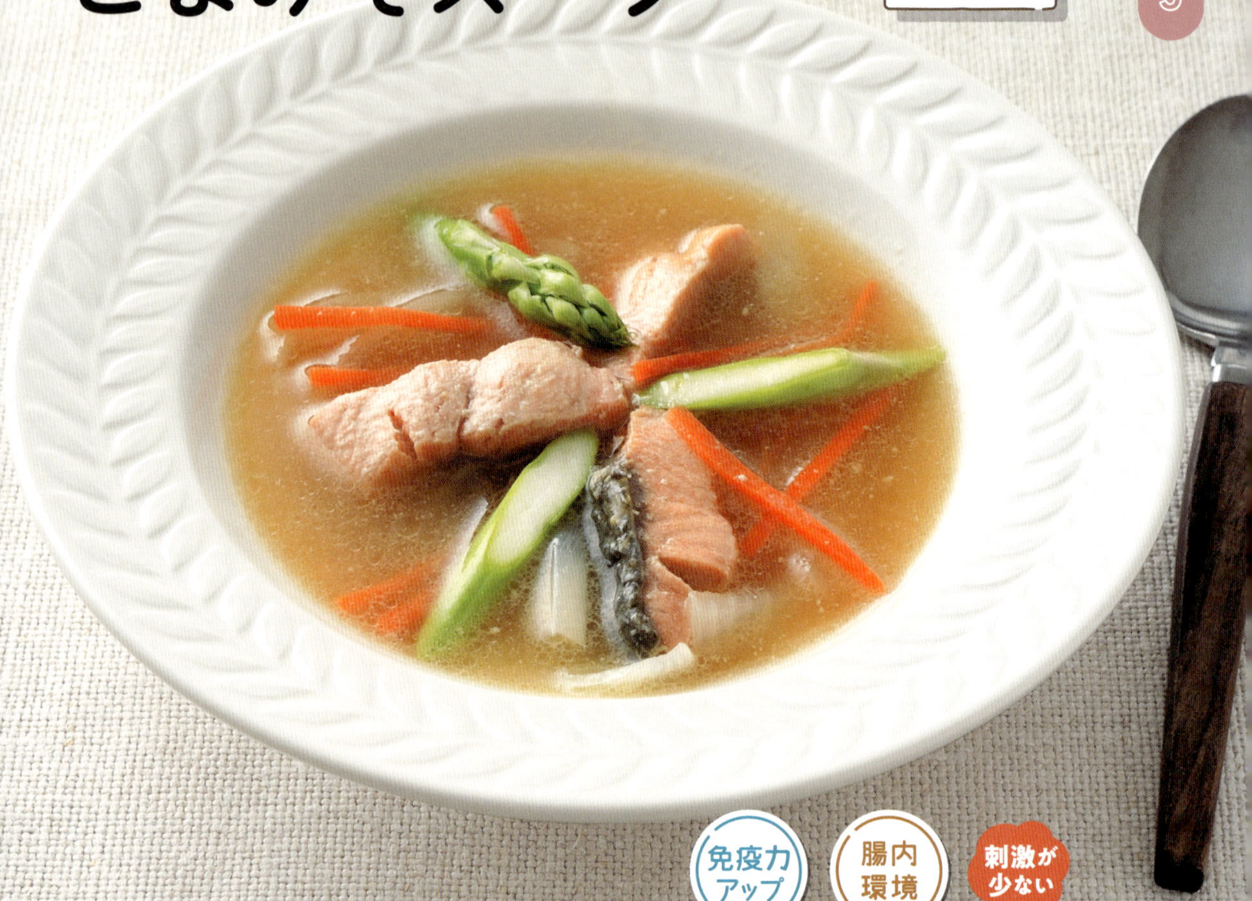

免疫力アップ
腸内環境
刺激が少ない

材料（2人分）

- 生鮭……1切れ
- 玉ねぎ……1/4個
- にんじん……1/5本
- アスパラガス……1本
- だし汁……1と1/2カップ
- A 減塩みそ……小さじ1
- A 白練りごま……小さじ1

作り方

1. 鮭はひと口大に切る。玉ねぎは薄切りにし、にんじんは千切りにする。アスパラガスは斜め切りにする。
2. 鍋にだし汁を入れ、火にかける。煮たったら**1**を加え、具材に火がとおったら、**A**を加えて混ぜる。

＋アレンジレシピ

ガン予防効果が期待されるあしたば

厚揚げとあしたばのごまみそ汁

【エネルギー】109kcal
【塩分】0.5g

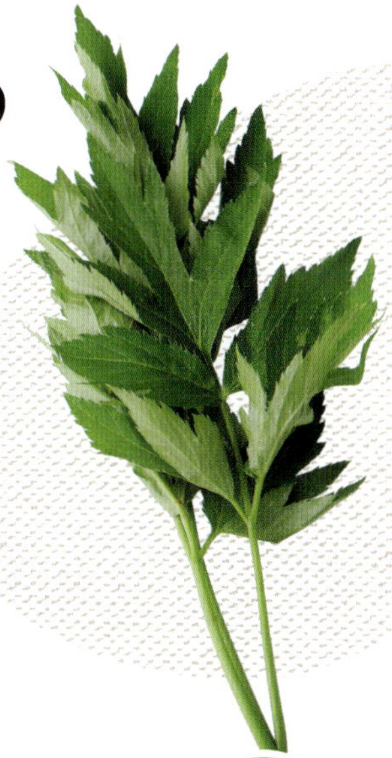

免疫力アップ　腸内環境　刺激が少ない

材料と作り方

鮭・玉ねぎ・にんじん・アスパラガス
の代わりに

厚揚げ……………………1/2丁
あしたば…………………40g
長ねぎ……………………1/4本

1. 厚揚げは熱湯をかけて油抜きし、ひと口大に切る。あしたばは4cm長さに切り、長ねぎは斜め切りにする。
2. 右ページの1と同じタイミングで、1を加える。

ガンに効くポイントはココ！

強力な抗酸化作用で細胞のガン化を防ぐ

ごま

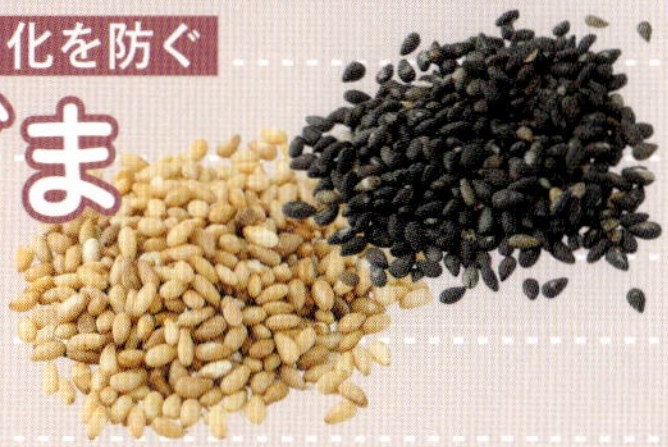

　ごまにはセサミノールという強い抗酸化作用をもつ成分が含まれています。ラットの実験では発ガン物質といっしょにセサミノールを与えると、細胞のガン化が抑えられたという結果が出ています。

　ごまそのものにはセサミノールは含まれていないのですが、ごま油をつくる過程でできることがわかっています。ごま油は加熱すると酸化してしまうので、調理油としてではなく、火を止めてから加えるなど、風味づけに活用しましょう。

塩分控えめでもあさりでおいしさ十分

あさりとキャベツの和風スープ

【エネルギー】
15kcal
【塩 分】
0.5g

材料（2人分）

あさり（殻つき）……………50g
キャベツ…………………………1枚
三つ葉……………………………4本
A　だし汁…1と1/2カップ
　　酒………………………大さじ1
減塩しょうゆ………小さじ1/2

作り方

1. あさりはざっと洗い、ボウルに入れる。塩水（濃度3%程度）をあさりがひたひたになる程度に入れ、30分ほどつけて砂抜きし、流水で洗う。キャベツはひと口大に切り、三つ葉は3cm長さに切る。
2. 鍋にあさり、**A**を入れ、ふたをして煮る。あさりの口が開いたら、キャベツを加えて3分ほど煮る。減塩しょうゆを加え、混ぜる。
3. 器に**3**を盛り、三つ葉をのせる。

免疫力アップ

刺激が少ない

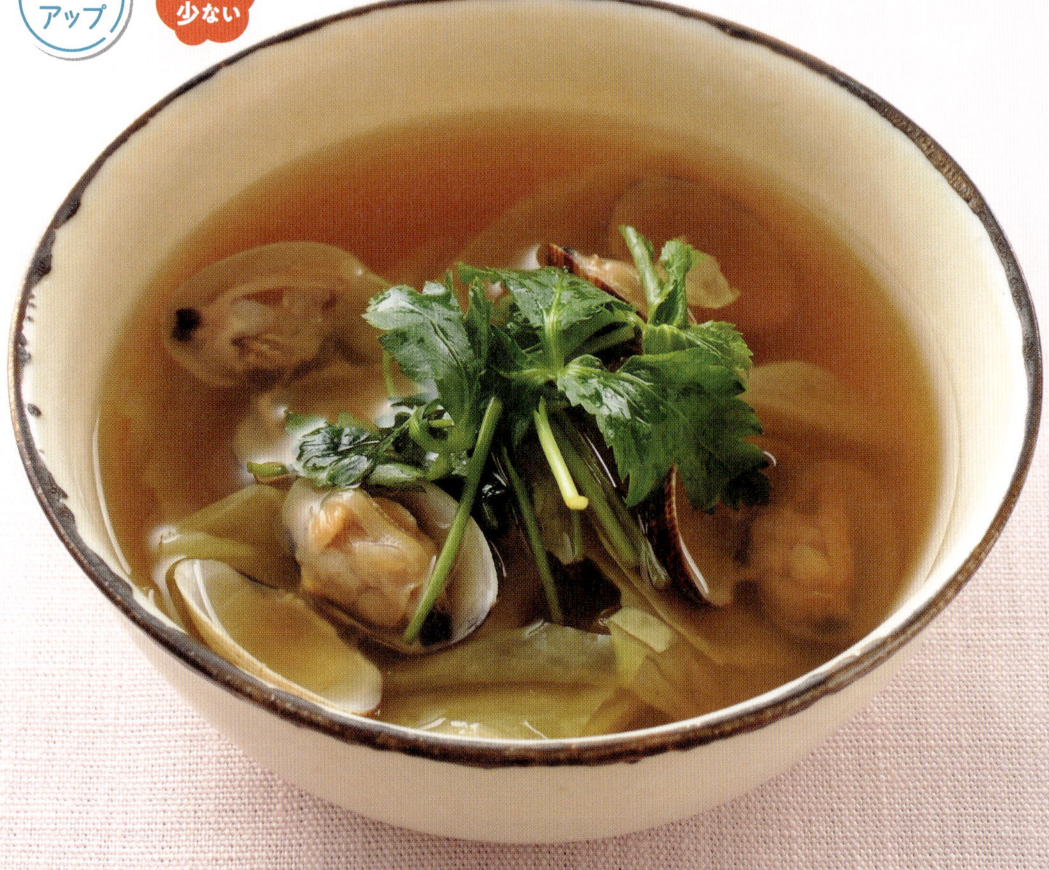

アレンジレシピ

コロコロのトマトが味と見た目のポイント

あさりとミニトマトのペッパースープ

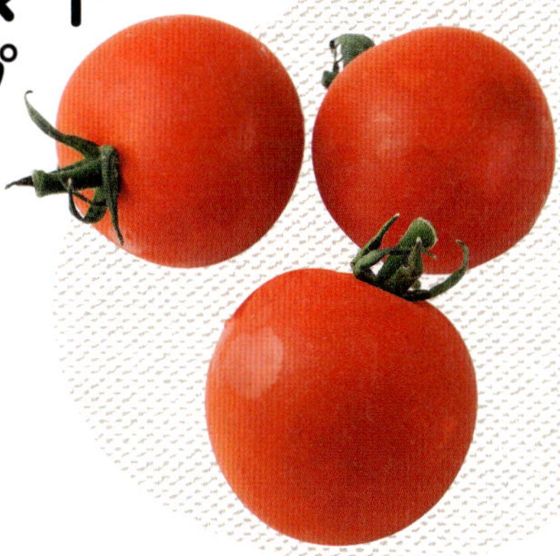

【エネルギー】33kcal
【塩分】0.5g

材料と作り方

キャベツ・三つ葉の代わりに

ミニトマト……10個
玉ねぎ……1/8個
粗挽きこしょう……少々

1. ミニトマトはヘタを取り、玉ねぎはみじん切りにする。
2. ミニトマト、玉ねぎはキャベツと同じタイミングで加える。
3. 三つ葉の代わりに粗挽きこしょうをふる。

免疫力アップ
食欲アップ

ガンに効くポイントはココ！

免疫力を高め、ビタミンB_1を効率よく吸収させる

玉ねぎ

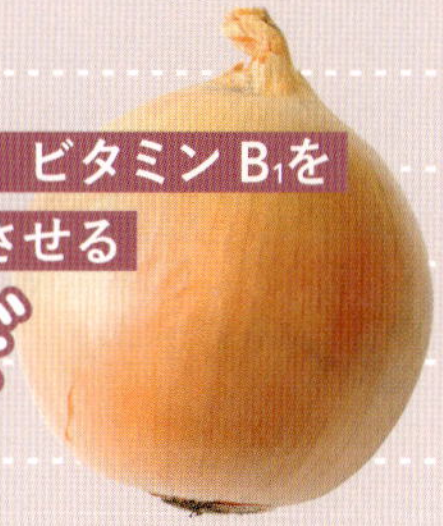

玉ねぎには、免疫力を高めるアリインというイオウ化合物が含まれています。アリインは、玉ねぎを切ったり、すりおろしたりすると、アリシンという物質に変化します。アリシンはガン細胞を攻撃するNK（ナチュラル・キラー）細胞の働きを助け、ガン予防効果が期待されています。

また、アリシンは消化管でビタミンB_1と結びつくと、アリチアミンとなります。ビタミンB_1は体外に排出されやすいのですが、アリチアミンになると体内に長時間とどまることができるようになり、効率よく使われます。

かき玉汁

卵は質のよいものを1日1個とろう

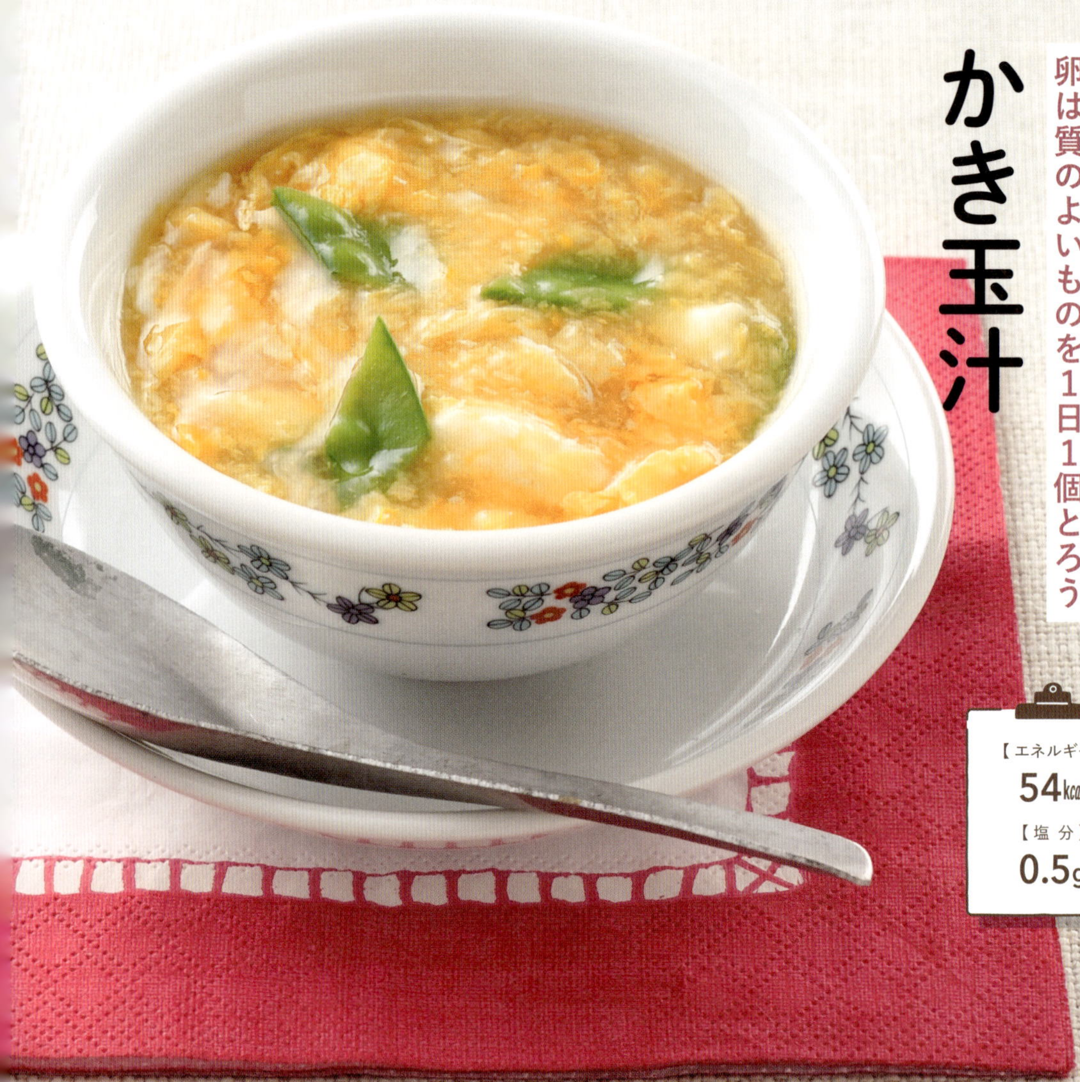

【エネルギー】
54kcal
【塩分】
0.5g

免疫力アップ　飲み込みやすい　刺激が少ない

材料（2人分）

- 絹さや……10枚
- だし汁……1と1/2カップ
- 減塩しょうゆ……小さじ1
- A 片栗粉……小さじ2
- A 水……大さじ1
- 卵……1個

作り方

1. 絹さやはスジを取って、3等分に切る。
2. 鍋にだし汁を入れて火にかけ、煮たったら絹さやを加え、2分ほど煮る。
3. **2**に減塩しょうゆを加えて混ぜ、**A**の水溶き片栗粉をまわし入れてとろみをつける。溶きほぐした卵を流し入れ、さっと煮る。

アレンジレシピ

レタスは最後に加えて食感を楽しむ

シャキシャキレタスのかき玉汁

免疫力アップ

刺激が少ない

【エネルギー】54kcal
【塩分】0.5g

材料と作り方

絹さやの代わりに

レタス……………………………2枚

1. レタスはひと口大にちぎる。
2. 器にレタスを入れ、熱いかき玉汁を注ぎ入れる。

ガンに効くポイントはココ！

塩分を控えるには

減塩しょうゆ・減塩みそ・減塩しお

済陽式食事療法では徹底した減塩が指導されます。ほぼ無塩に近づけることが理想ですが、厳密にしすぎては食事が味気なくなってしまいます。食事療法で大切なのは続けることですから、無理のない範囲で減塩するようにしましょう。

とはいえ、塩、しょうゆ、みそなど塩分の多い調味料を好きなだけ使ってしまっては、せっかくの食事療法の効果が出にくくなってしまいます。塩分を通常の半分程度に抑えた減塩調味料が市販されているので、それらを活用しましょう。メーカーによって減塩の程度は異なるので、購入するときにはどの程度の塩分が含まれているか、表示を確認して購入するようにしてください。

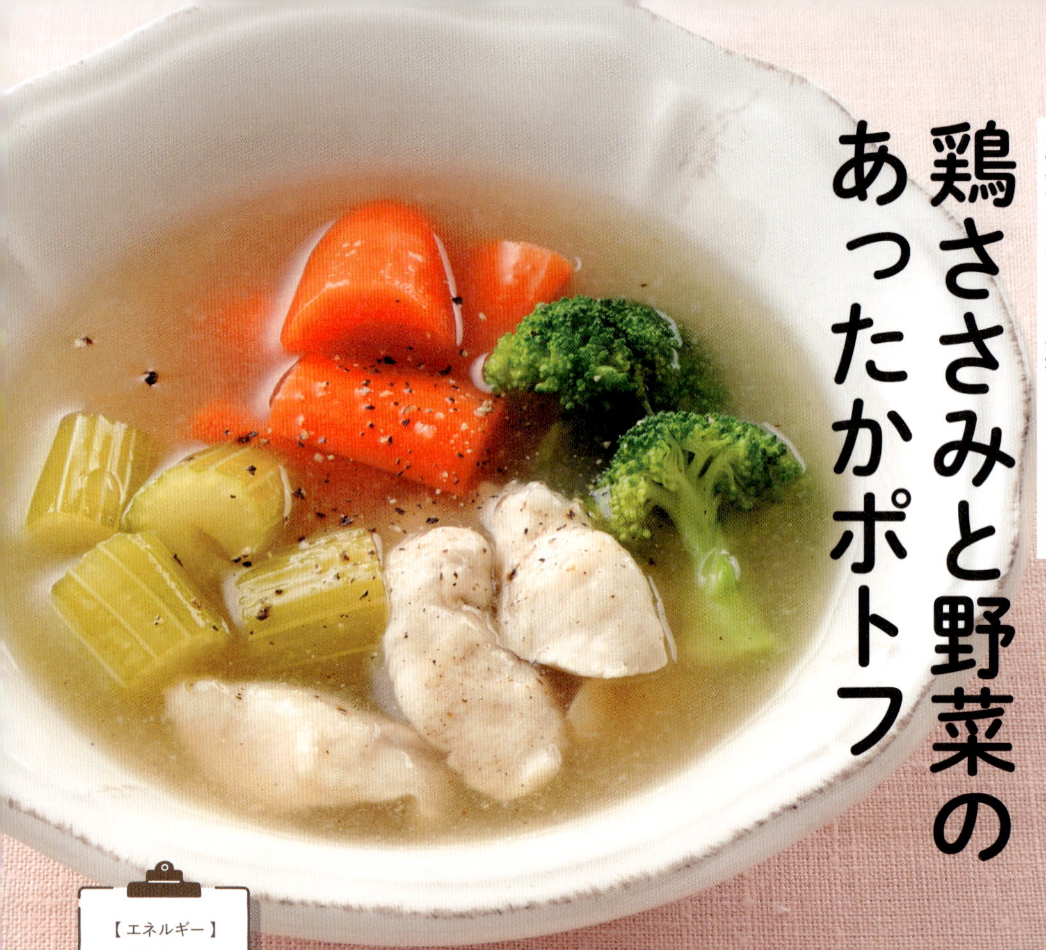

脂質の少ない鶏肉ならOK

鶏ささみと野菜のあったかポトフ

【エネルギー】
70kcal
【塩分】
0.5g

免疫力アップ　ミネラルバランス　腸内環境

材料（2人分）

鶏ささみ……………………2本
こしょう・片栗粉……各少々
セロリ……………………1/2本
にんじん…………………1/4本
ブロッコリー……4房（40g）
A｜水………1と1/2カップ
　｜コンソメ（顆粒）
　｜…………………小さじ2/3
粗挽きこしょう…………少々

作り方

1. 鶏ささみはそぎ切りにし、こしょうをふり、片栗粉をまぶす。セロリとにんじんはひと口大に切る。
2. 鍋にセロリ、にんじん、**A**を入れて火にかける。煮たったら、弱めの中火にし、10分ほど煮る。鶏ささみとブロッコリーを加え、具材に火がとおるまで煮る。
3. 器に**2**を盛り、粗挽きこしょうをふる。

アレンジレシピ

スープを代えればまた違った味わいに

鶏ささみと根菜の和風ポトフ

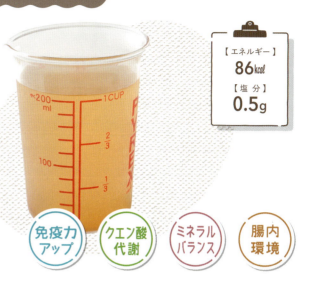

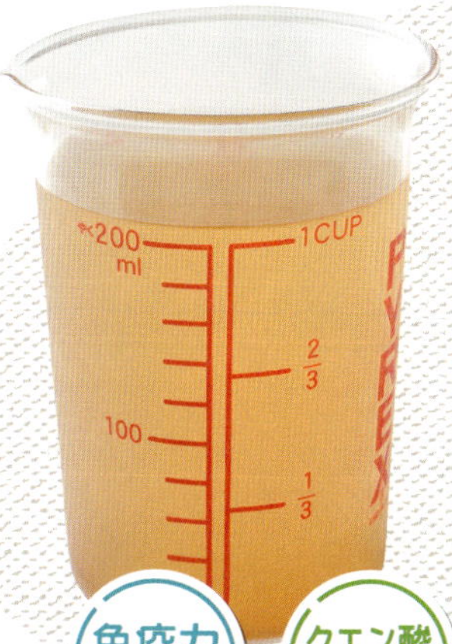

【エネルギー】86kcal
【塩分】0.5g

免疫力アップ　クエン酸代謝　ミネラルバランス　腸内環境

材料と作り方

セロリ・ブロッコリー・A の代わりに

玉ねぎ……………………1/2個
かぶ（葉つき）…………………1個
B｜だし汁…………1と1/2カップ
　｜減塩しょうゆ…………小さじ1

1. 玉ねぎはくし形切りにする。かぶは根をくし形切りにし、葉は4cm長さに切る。
2. 玉ねぎ・かぶの根・Bは、セロリ・にんじん・Aと同じタイミングで加える。かぶの葉は鶏ささみといっしょに加える。

ガンに効くポイントはココ！

減塩でおいしくいただくためには

「おいしいだし」

薄味にするときには、おいしいだしをとれば、それだけで味わいがまったく変わります。市販のだしの素には塩分が添加されているので、減塩のためにもだしは自家製にしましょう。冷蔵庫で2〜3日保存可能です。

だしのとり方

材料（5カップ）

昆布………………10cm
かつおぶし……1カップ
水………………5カップ

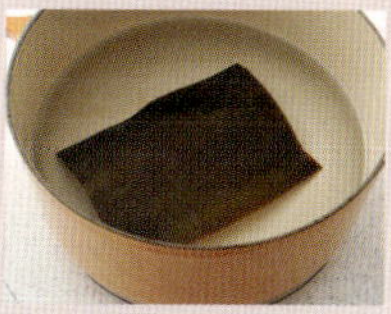

①濡らしてしっかりしぼったふきんで軽くふいた昆布と水を鍋に入れて30分おく。

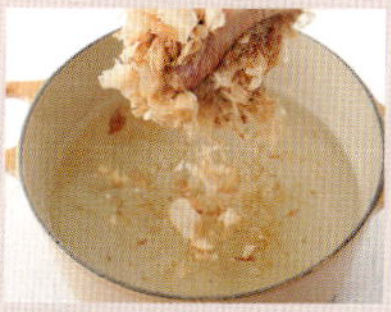

②❶を火にかけ、沸騰直前に昆布を取り出す。かつおぶしを加え、ひと煮たちしたら、アクを取り、火を止める。

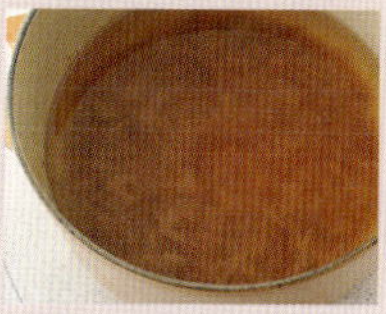

③かつおぶしが鍋の底に沈むまでおき、ザルなどでこす。

油揚げ入りのヘルシーロール

ロールキャベツのスープ

【エネルギー】
64kcal
【塩 分】
0.4g

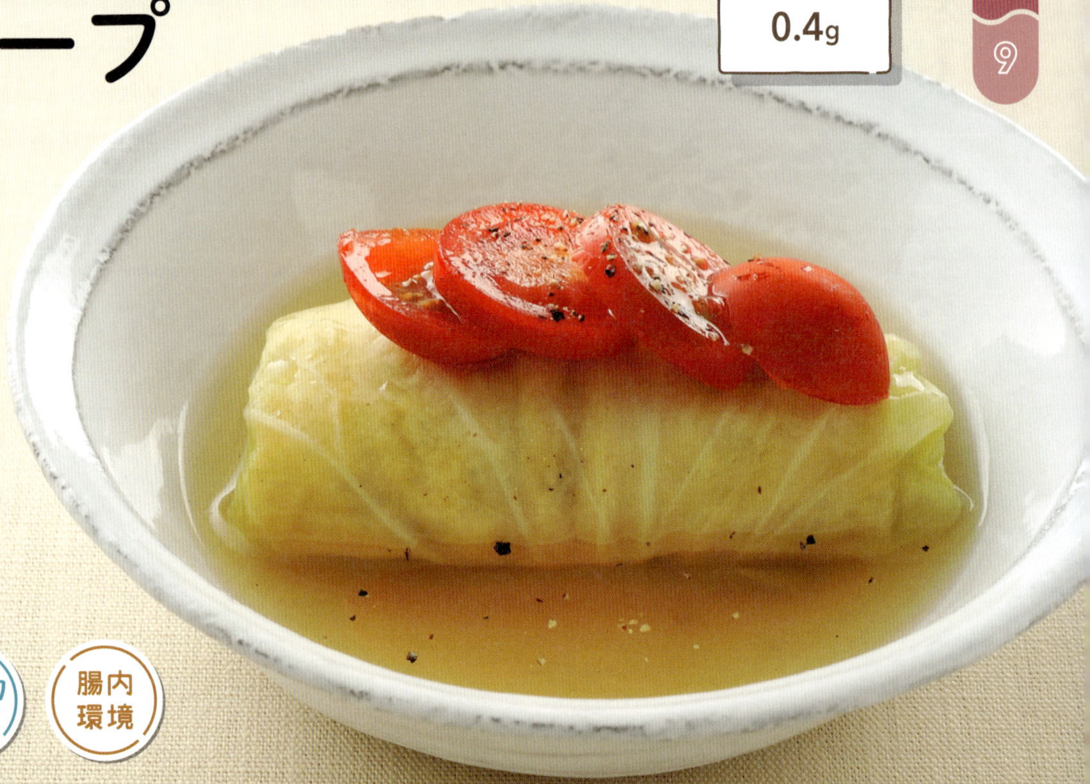

免疫力アップ
腸内環境

材料（2人分）

キャベツ……2枚
油揚げ……1枚
ミニトマト……2個
A｜水……1と1/2カップ
　｜コンソメ（顆粒）……小さじ2/3
粗挽きこしょう……少々

作り方

1. キャベツは芯をそぎ切りにし、熱湯でやわらかくなるまでゆでる。油揚げは熱湯をかけて油抜きし、長辺に平行して真ん中を半分に切ってから、両端に切れ目を入れて中を開く。ミニトマトはヘタを取って、薄切りにする。
2. キャベツを広げて油揚げをのせ、包むようにして巻く。巻き終わりをようじでとめる。もう1つも同様に作る。
3. 鍋に **A** を入れて火にかける。煮たったら、**2** を加えて5分ほど煮る。
4. 器に **3** を盛り、ミニトマトをのせ、粗挽きこしょうをふる。

アレンジレシピ

油揚げと相性のいい和風だしを使って

和風ロールキャベツのスープ

【エネルギー】
63 kcal
【塩分】
0.4g

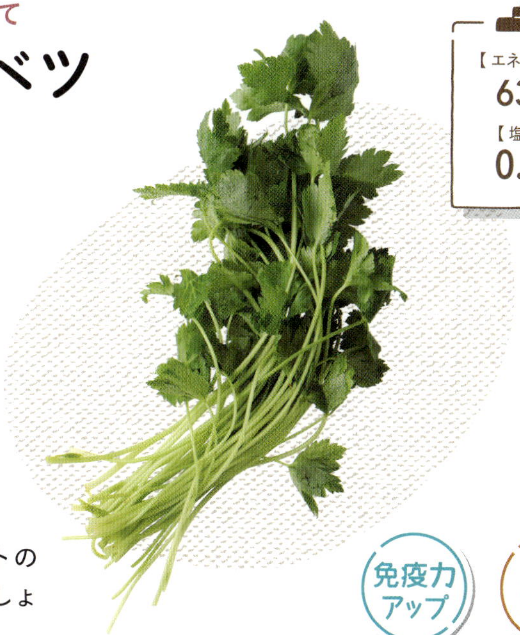

免疫力アップ

腸内環境

材料と作り方

ミニトマト・A の代わりに

三つ葉……………………………4本

B
だし汁…………1と1/2カップ
減塩しょうゆ…………小さじ1

1. 三つ葉は 3cm 長さに切る。
2. A の代わりに B を入れ、ミニトマトの代わりに三つ葉をのせる。粗挽きこしょうはふらない。

ガンに効くポイントはココ！

コンソメやブイヨンに含まれる隠れた塩分

和食のだしは自分でとることができますが、コンソメやブイヨンなど洋食のだしは手間がかかるので、市販品を活用しましょう。味や塩分の含有量はメーカーによって異なるので、いくつか試してみて、好みのものを探してみてください。

最近は、塩分を控えた商品も出ているので、なるべく少ないものを選んだほうが安心です。通常の味つけよりも塩分を控えるため、どうしても薄味になってしまいます。唐辛子やカレー粉、にんにくやしょうがなど香辛料を活用すれば、塩分を控えてもおいしくいただくことができますから、それらを有効に使いましょう。

色どりがきれいで食べてもおいしい

卵と野菜のクリームコーンシチュー

【エネルギー】
108kcal
【塩 分】
0.6g

材料（2人分）

にんじん……………1/5本
玉ねぎ………………1/4個
ブロッコリー…6房（60 g）
水…………………1/2カップ
A　クリームコーン（缶詰）
　………………………40 g
　牛乳…………1/2カップ
　コンソメ（顆粒）
　………………小さじ1/2
　こしょう…………少々
ゆで卵……………………1個

作り方

1. にんじんは小さめの乱切りにし、玉ねぎは3cm角に切る。
2. 鍋に1、水を入れて火にかけ、野菜に火がとおるまで煮て火を止める。
3. Aを加えて混ぜ合わせ、再び火にかける。煮たったらブロッコリーを加え、3分ほど煮る。
4. 器に3を盛り、半分に切ったゆで卵を添える。

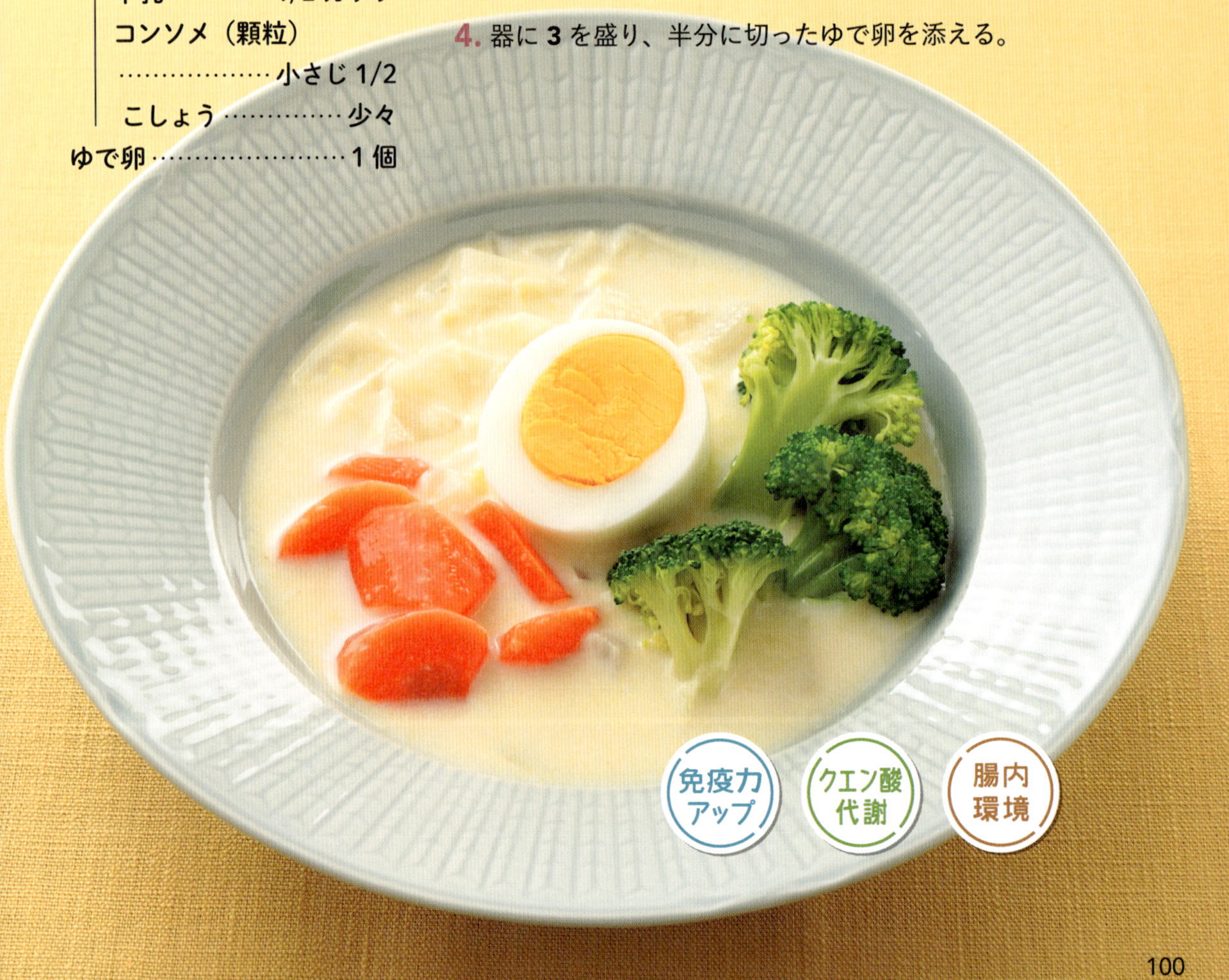

免疫力アップ
クエン酸代謝
腸内環境

＋アレンジレシピ

鮭の旨みでおいしさアップ

鮭と野菜の豆乳シチュー

免疫力アップ　クエン酸代謝　腸内環境

【エネルギー】124 kcal
【塩分】0.6g

材料と作り方

ゆで卵・牛乳の代わりに

生鮭……1切れ
無調整豆乳……1/2カップ

1. 鮭はひと口大に切る。
2. 牛乳の代わりに豆乳を入れる。
3. 鮭はブロッコリーと同じタイミングで加え、火がとおるまで煮る。

ガンに効くポイントはココ！

免疫を高める
アスタキサンチンを含む

鮭

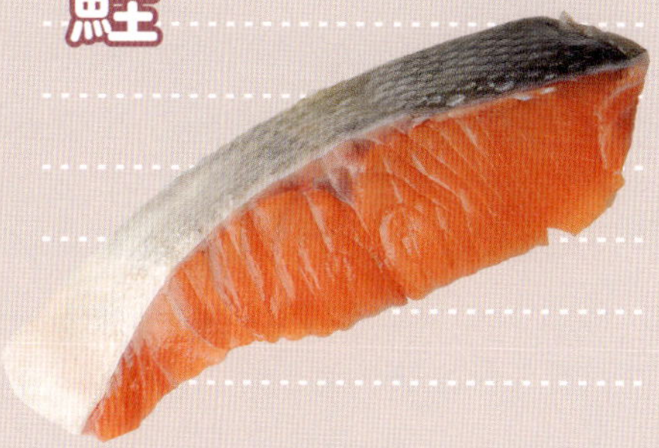

身の色が赤いので赤身と誤解されがちですが、鮭は白身魚です。しかも、抗酸化作用が非常に強く、免疫力を高めるアスタキサンチンを豊富に含んでいるので、済陽式食事療法でおすすめしている魚介類の代表といえます。マウスの実験では、膀胱ガン、大腸ガン、舌ガンなどで、ガンの発生率が抑制されたという結果が出ています。

鮭には塩づけにして保存性を高めてあるものがあります。甘塩、辛塩といった表記があるものは塩鮭なので塩分のとりすぎを招きます。生鮭と表示されているものを選ぶようにしましょう。

トマトジュースで手軽においしく

いかのイタリアンスープ

【エネルギー】34kcal
【塩 分】0.5g

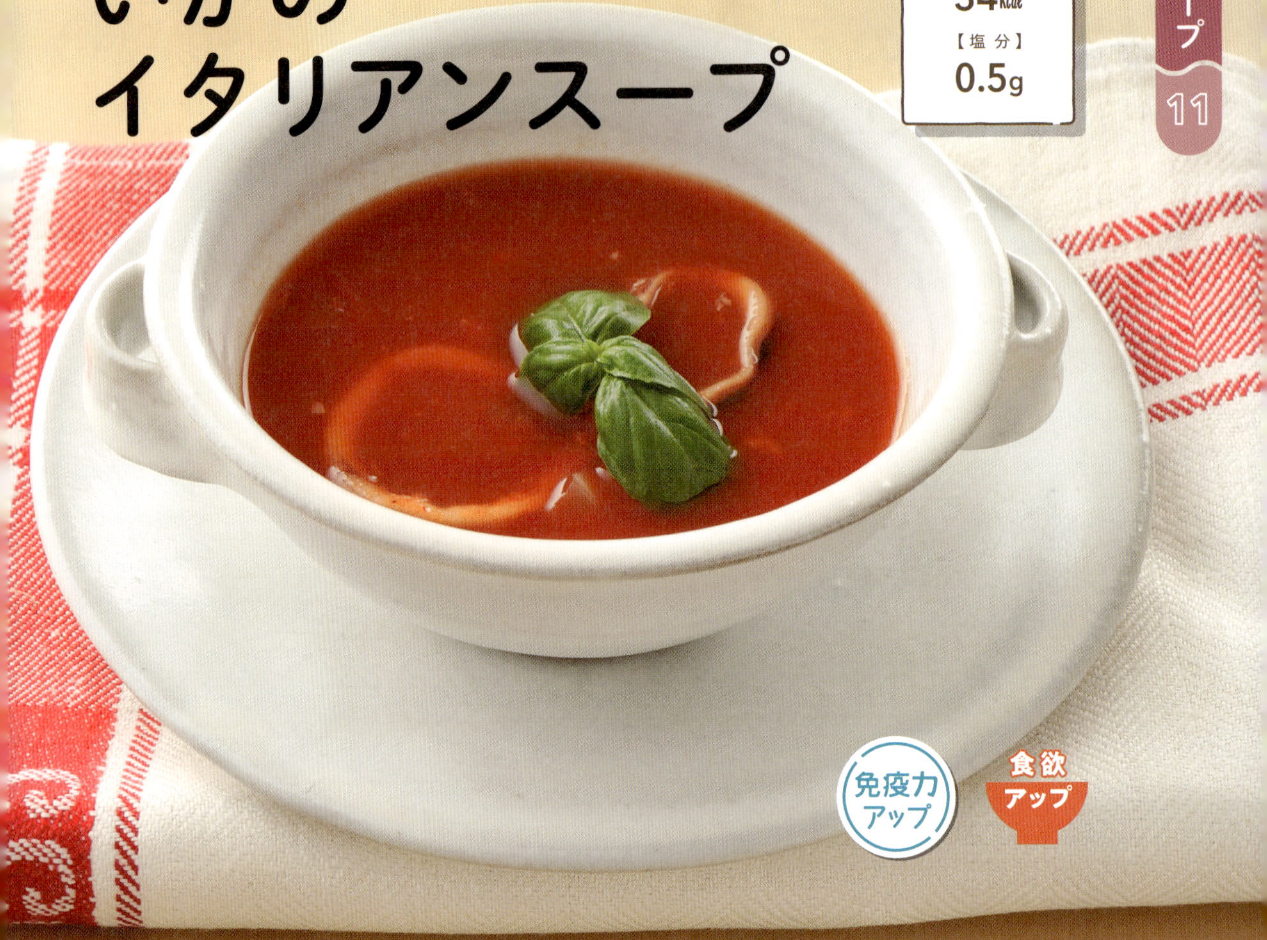

材料（2人分）

冷凍いか（輪切り）…… 30g
玉ねぎ …………………1/4 個
にんにく ……………1/2 かけ
A 水 ……………1/2 カップ
　無塩トマトジュース ………………… 1 カップ
　コンソメ（顆粒）……………… 小さじ 2/3
バジル ………………… 少々

作り方

1. いかは解凍する。玉ねぎ、にんにくは薄切りにする。
2. 鍋に **A**、にんにくを入れて火にかける。煮たったら、いかと玉ねぎを加え、5 分ほど煮る。
3. 器に盛り、好みでバジルをのせる。

アレンジレシピ

肉が恋しいときには鶏肉を加えて

チキンとセロリのトマトスープ

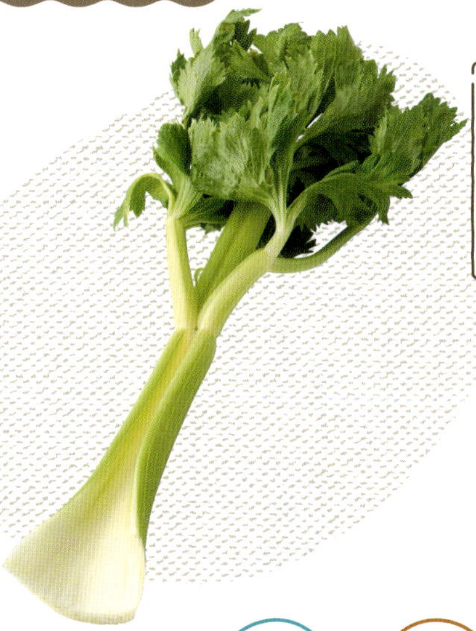

【エネルギー】
66 kcal
【塩分】
0.5g

免疫力アップ　腸内環境　食欲アップ

材料と作り方

いか・玉ねぎの代わりに

鶏ささみ……………………2本
こしょう……………………少々
セロリ………………………1/2本

1. 鶏ささみはそぎ切りにし、こしょうをふる。セロリは斜め切りにする。
2. 鶏ささみ、セロリはいか、玉ねぎと同じタイミングで加える。

ガンに効くポイントはココ！

低脂質で質のよい
たんぱく質がとれる

鶏肉

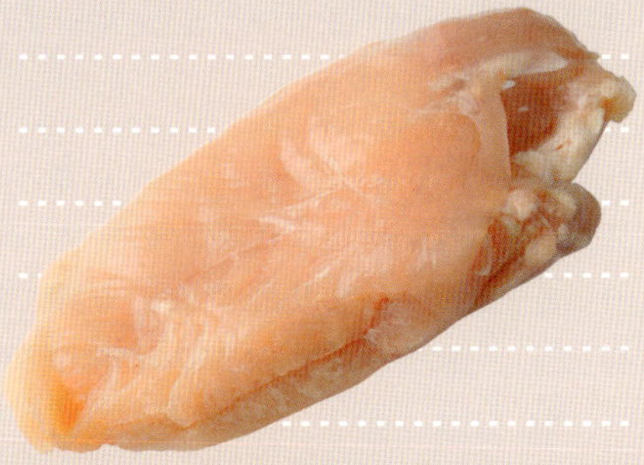

済陽式食事療法では牛肉や豚肉などが厳禁とされています。とはいえ、肉をまったく食べてはいけないというわけではありません。ガンを促進してしまう飽和脂肪酸が少なく、質のよいたんぱく質を含む鶏肉は、魚介類とともに動物性たんぱく質のよい供給源となります。

ただし、鶏肉であればなんでもいいわけではありません。胸肉やもも肉の場合は皮を取り除いて食べるようにしてください。鶏ささみは皮がついていないので、そのまま食べても問題ありません。皮を取る手間がないのでおすすめです。

免疫力を高めるカレー粉を使って

大豆ときのこのカレースープ

【エネルギー】
93kcal
【塩分】
0.4g

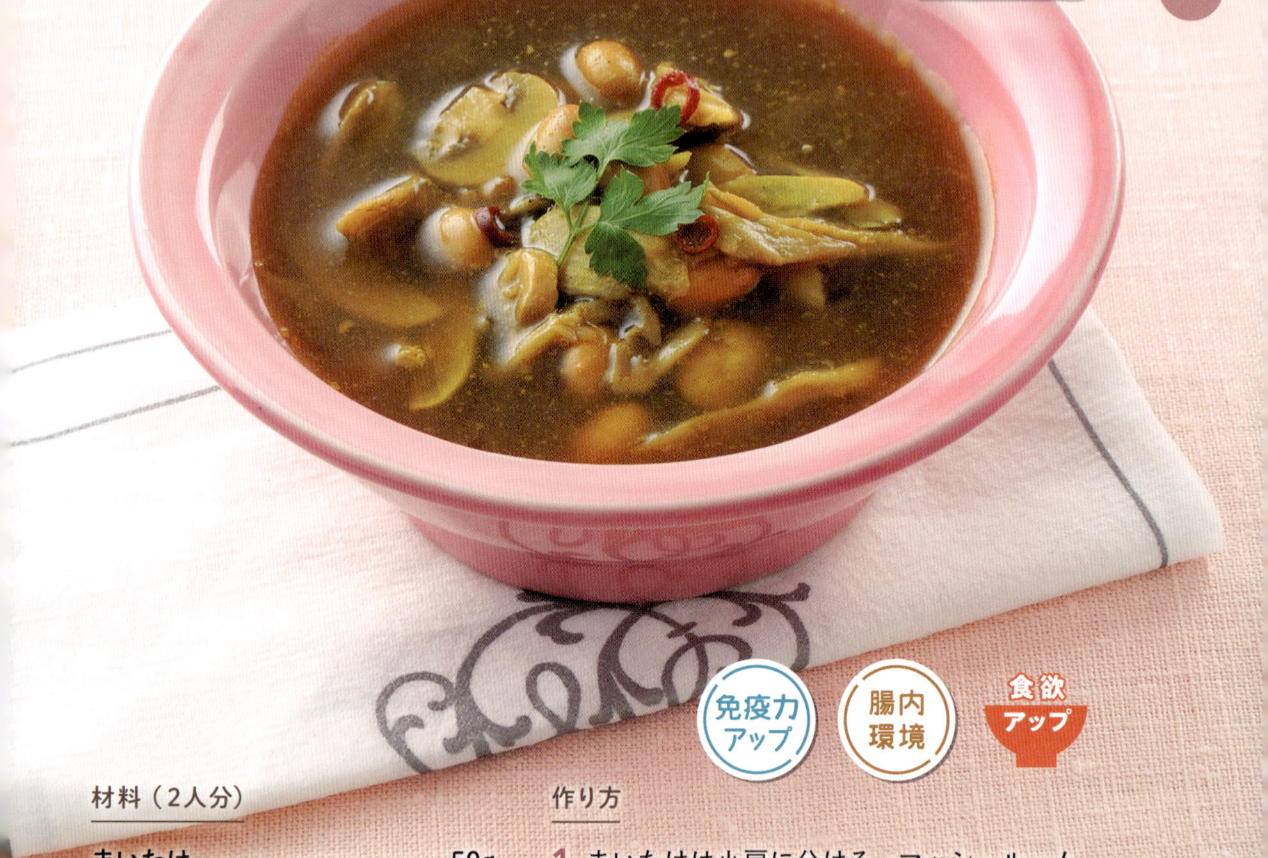

免疫力アップ
腸内環境
食欲アップ

材料（2人分）

- まいたけ……50g
- マッシュルーム……4個
- にんにく……1かけ
- 赤唐辛子（輪切り）……1/2本分
- オリーブ油……大さじ1/2
- A
  - ゆで大豆……50g
  - 水……1と1/2カップ
  - カレー粉……大さじ1
  - コンソメ（顆粒）……小さじ2/3
  - こしょう……少々
- イタリアンパセリ……少々

作り方

1. まいたけは小房に分ける。マッシュルームとにんにくは薄切りにする。
2. 鍋ににんにく、赤唐辛子、オリーブ油を入れて弱火にかけ、香りが出てきたら中火にし、きのこを加えしんなりとするまで炒める。**A**を加え、煮たったら、アクを取って弱火にし、10分ほど煮る。
3. **2**を器に盛り、好みでイタリアンパセリを飾る。

＋アレンジレシピ

豆乳を使って低脂質、
はまぐりで旨みアップ

はまぐりの豆乳カレースープ

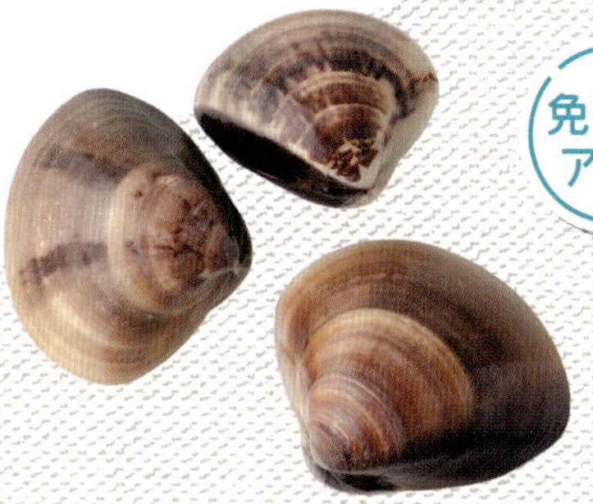

免疫力アップ

【エネルギー】
104 kcal
【塩分】
0.5g

材料と作り方

まいたけ・マッシュルーム・A
の代わりに

はまぐり（殻つき）……30g
玉ねぎ……1/4個
B 水……1/2カップ
無調整豆乳……1カップ
カレー粉……大さじ1
コンソメ（顆粒）……小さじ2/3
白ワイン……大さじ1
こしょう……少々

1. はまぐりはざっと洗い、ボウルに入れる。塩水（濃度3%程度）をはまぐりがひたひたになる程度に入れ、30分ほどつけて砂抜きし、流水で洗う。玉ねぎは薄切りにする。
2. 玉ねぎはにんにくと、はまぐり、白ワインはきのこと同じタイミングで加える。
3. はまぐりの口が開いたら**B**を加え、沸騰する直前で弱火にし、3分ほど煮る。好みでこしょうをふる。

ガンに効くポイントはココ！

抗ガン作用のある成分を含む
まいたけ

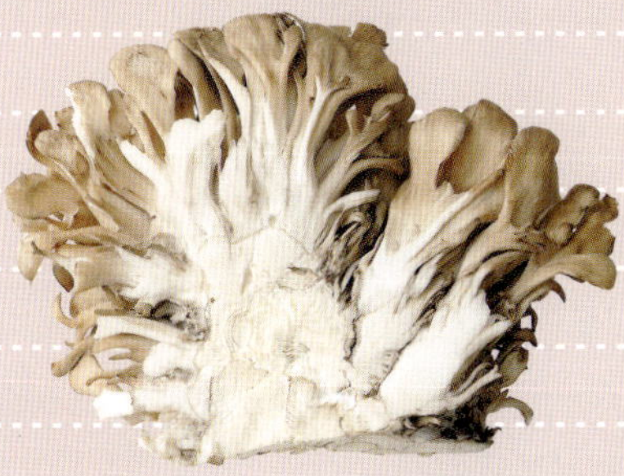

まいたけに含まれるMDフラクションという成分に、マウスの実験で抗ガン剤よりも強い抗ガン作用があることが確認され、注目を集めています。ヒトによる試験でも、肺ガン、乳ガン、肝臓ガンが小さくなり、ガンの転移を抑制することが確認されています。

MDフラクションは白血球など免疫力を高める免疫細胞の働きを助けて、ガンを抑制するとされています。

あさりの旨みがたっぷりつまった

クラムチャウダー

材料（2人分）

あさり（殻つき）…………50g
じゃがいも……………小1個
玉ねぎ……………………1/6個
にんにく……………1/2かけ
オリーブ油………大さじ1/2
白ワイン……………大さじ1
A
- 水……………1/2カップ
- 牛乳……………1カップ
- コンソメ（顆粒）………………小さじ1/2

パセリ（みじん切り）….少々

作り方

1. あさりはざっと洗い、ボウルに入れる。塩水（濃度3%程度）をあさりがひたひたになる程度に入れ、30分ほどつけて砂抜きし、流水で洗う。

2. じゃがいもは皮をむき、1cm角に切る。玉ねぎとにんにくはみじん切りにする。

3. 鍋に玉ねぎ、にんにく、オリーブ油を熱し、さっと炒める。**1**と白ワインを加え、ふたをして煮る。あさりの口が開いたら、じゃがいもと**A**を加え、じゃがいもに火がとおるまで煮る。

4. **3**を器に盛り、好みでパセリを散らす。

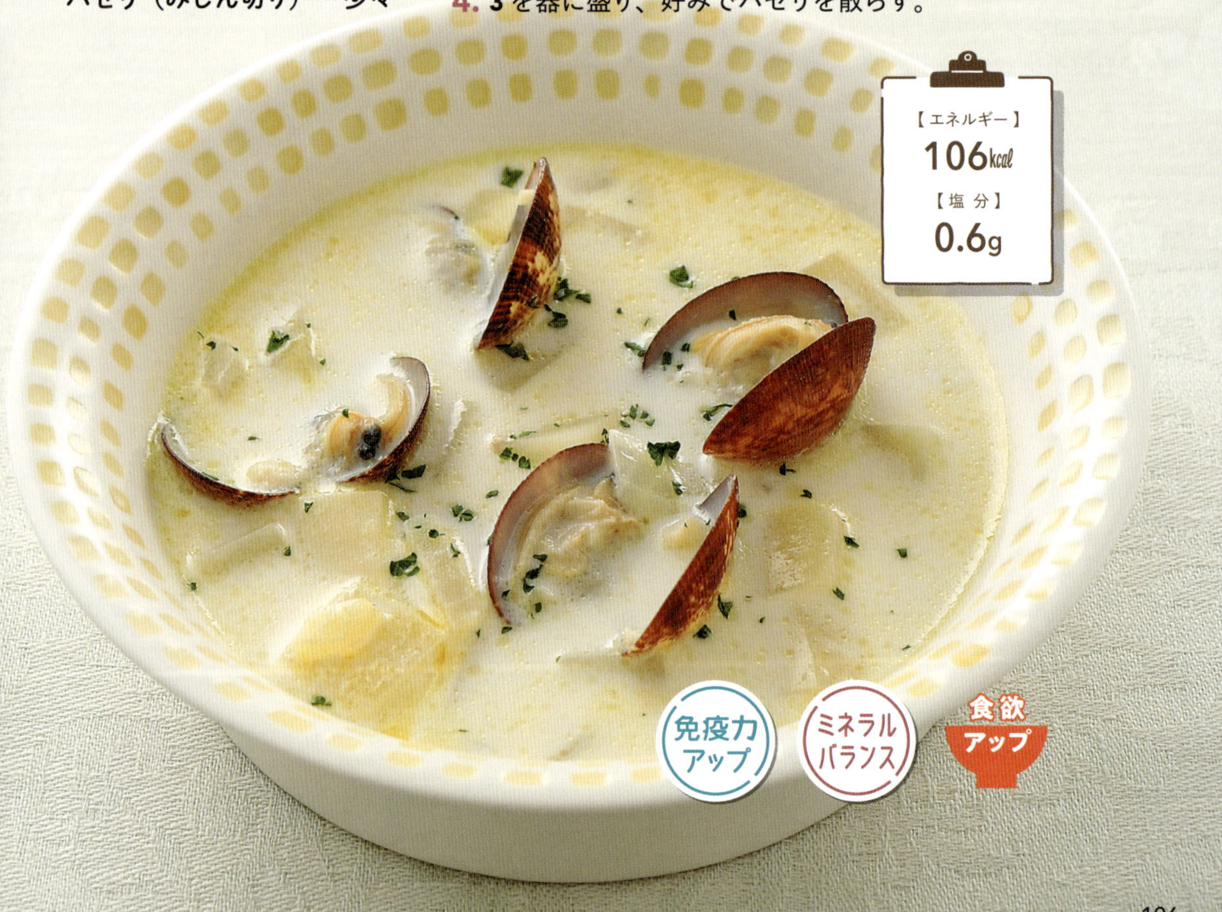
【エネルギー】
106kcal
【塩分】
0.6g
免疫力アップ
ミネラルバランス
食欲アップ

アレンジレシピ

トマトの酸味と旨みでおいしさアップ

トマト クラムチャウダー

免疫力アップ

ミネラルバランス

【エネルギー】 80kcal
【塩分】 0.5g

材料と作り方

玉ねぎ・牛乳の代わりに

セロリ……1/4本
無塩トマトジュース……1カップ

1. セロリはみじん切りにする。
2. セロリは玉ねぎと同じタイミングで加える。トマトジュースは牛乳の代わりに入れる。

ガンに効くポイントはココ！

リコピンの含有量は一般のトマトより トマトジュース のほうが多い

トマトには抗酸化作用のあるリコピンが含まれています。そのほかにも、ルテイン、βカロテン、ビタミンCなどさまざまな種類の抗酸化物質を含み、トマトをたくさん食べる人は病気になりにくいといわれるほどです。トマトをそのまま食べてもいいのですが、トマトジュースを活用すると、リコピンをはじめとする抗酸化物質を効率よくとることができます。料理に使ってもいいですし、外出先でジュースがつくれないときには、青汁や野菜ジュース以外に、トマトジュースもおすすめです。

保存性を高めるために塩分が添加されているものがあるので、購入するときには、塩分無添加のものを選ぶようにしてください。

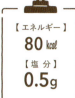

野菜と豆が十分とれる

チリコンカンスープ

【エネルギー】85kcal
【塩分】0.4g

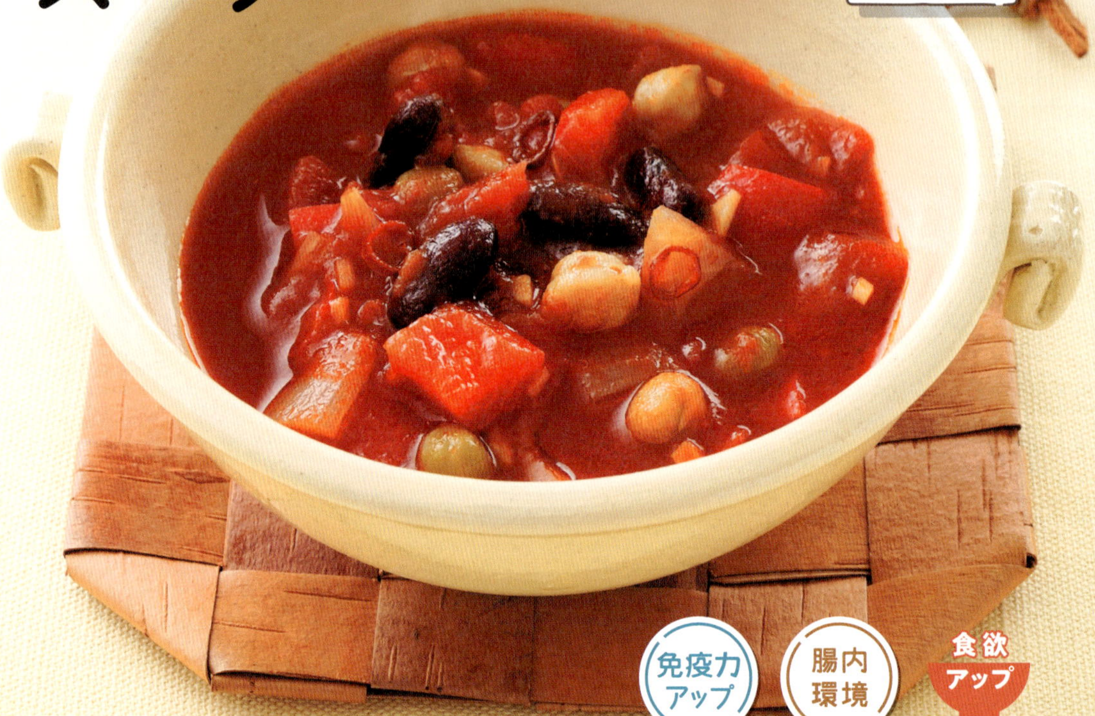

免疫力アップ　腸内環境　食欲アップ

材料（2人分）

- 赤パプリカ……1/4個
- 玉ねぎ……1/8個
- にんにく……1かけ
- 赤唐辛子（輪切り）…1本分
- オリーブ油……大さじ1/2
- A
  - ミックス豆……30g
  - 水……1/2カップ
  - カットトマト（缶詰）……200g
  - コンソメ（顆粒）……小さじ2/3

作り方

1. 赤パプリカ、玉ねぎは2cm角に切る。にんにくはみじん切りにする。
2. 鍋ににんにく、赤唐辛子、オリーブ油を入れて弱火で熱し、香りが出てきたら中火にし、赤パプリカ、玉ねぎを加えてさっと炒め、**A**を加える。煮たったらアクを取り、ふたをして弱火で10分ほど煮る。

アレンジレシピ

卵を加えてボリュームアップ

卵とじゃがいものピリ辛トマトスープ

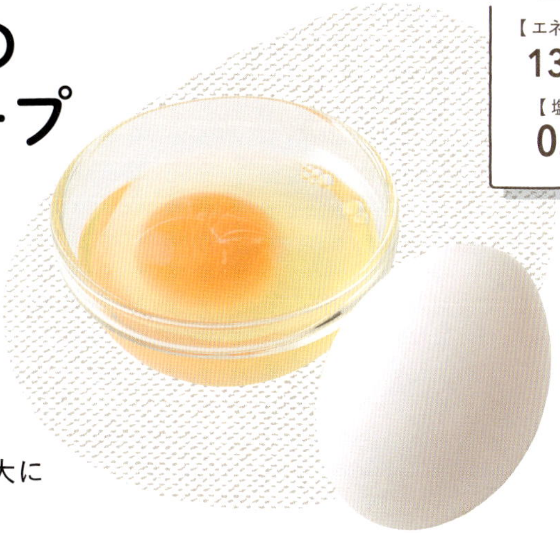

【エネルギー】136 kcal
【塩分】0.5g

材料と作り方

赤パプリカ・ミックス豆の代わりに

じゃがいも……………………1個
ゆで卵……………………1個

1. じゃがいもは皮をむいて、ひと口大に切る。ゆで卵は半分に切る。
2. じゃがいもは赤パプリカと同じタイミングで加え、じゃがいもに火がとおるまで煮る。
3. 2を器に盛り、ゆで卵をのせる。

免疫力アップ　ミネラルバランス　食欲アップ

ガンに効くポイントはココ！

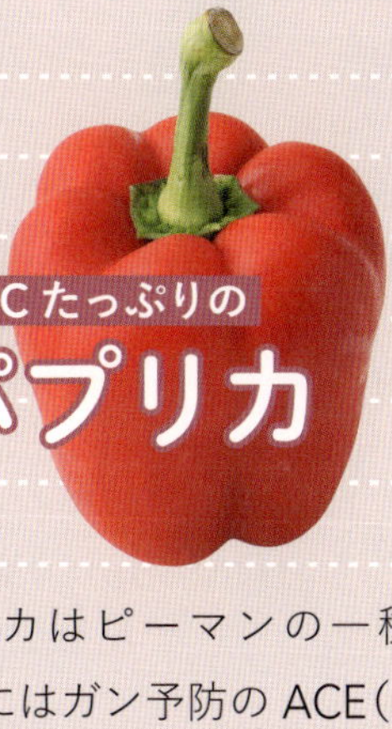

ビタミンCたっぷりの 赤パプリカ

パプリカはピーマンの一種です。ピーマンにはガン予防のACE(エース)と呼ばれる、ビタミンA、ビタミンC、ビタミンEが多く含まれていて、ガン予防に効果があるおすすめ食材のひとつです。

特に、赤ピーマン（パプリカ）はβカロテンやビタミンCが、ほかの色のピーマンに比べて多く含まれています。

さらに、赤ピーマンにはカプサンチンという、抗酸化作用が非常に強く、マウスの実験で発ガンを抑制する作用が確認された成分が含まれています。カプサンチンは赤ピーマンに含まれる赤い色素成分です。

具だくさんだからひと皿で満足

厚揚げと野菜のピリ辛スープ

【エネルギー】
85kcal
【塩分】
0.5g

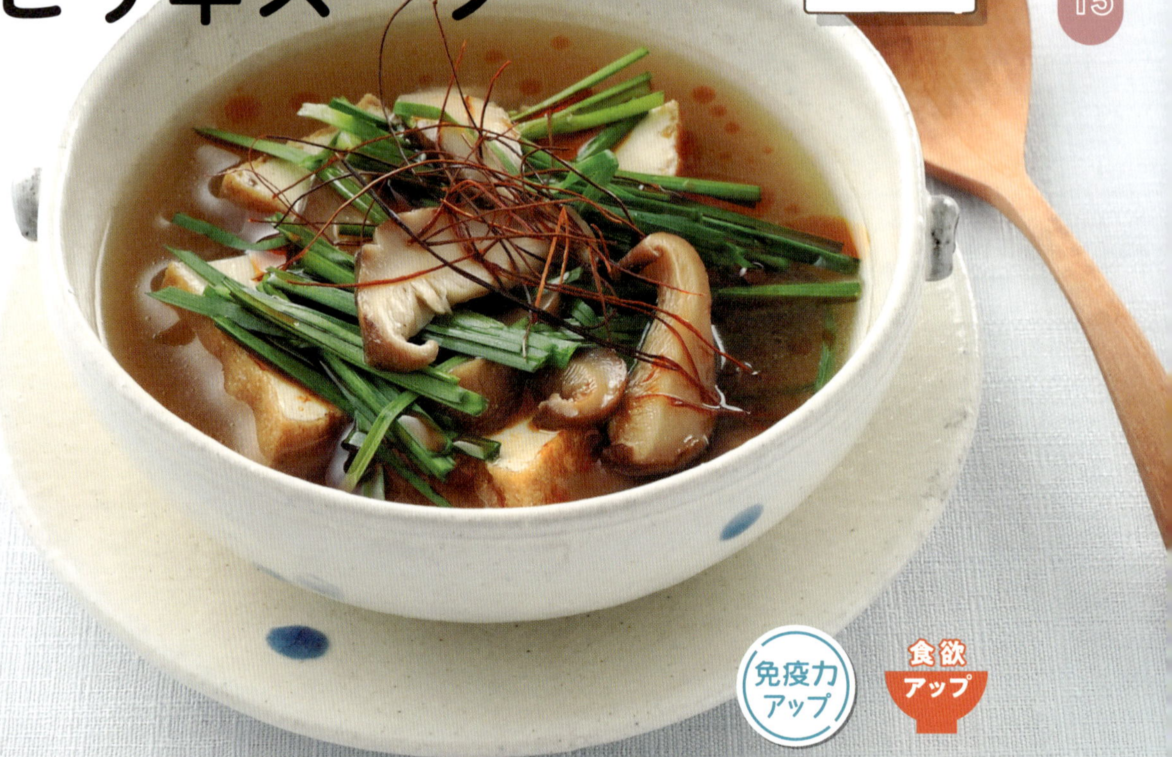

免疫力アップ

食欲アップ

材料（2人分）

干ししいたけ……………2枚
水…………1と1/2カップ
厚揚げ………………1/2丁
にら…………………1/4束
鶏がらスープの素
……………………小さじ2/3
A｜減塩しょうゆ
　｜………………小さじ1/4
　｜こしょう……………少々
ラー油…………小さじ1/4
糸赤唐辛子……………少々

作り方

1. 干ししいたけは分量の水で戻し、薄切りにする。厚揚げは熱湯をかけて油抜きし、ひと口大に切る。にらは4cm長さに切る。
2. 鍋に**1**のしいたけと戻し汁、鶏がらスープの素を入れて火にかけ、煮たったら厚揚げを加える。厚揚げに火がとおったら、にらと**A**を加えてさっと煮る。
3. 器に**2**を盛り、ラー油をまわしかけ、好みで糸赤唐辛子をのせる。

＋アレンジレシピ

たっぷり野菜で腸内環境を整える

えびと野菜の中華ピリ辛スープ

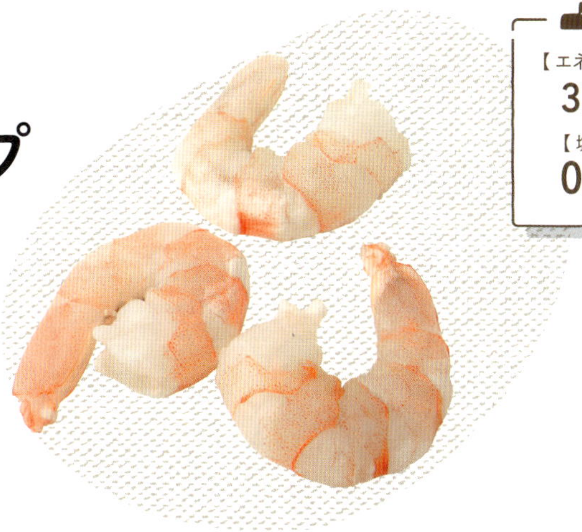

【エネルギー】33kcal
【塩分】0.5g

免疫力アップ　腸内環境　食欲アップ

材料と作り方

厚揚げ・にらの代わりに

むきえび……30g
にんじん……1/5本
もやし……50g

1. にんじんは千切りにする。
2. むきえび、にんじん、もやしは厚揚げと同じタイミングで加える。具材に火がとおったら、**A**を加えてさっと煮る。

ガンに効くポイントはココ！

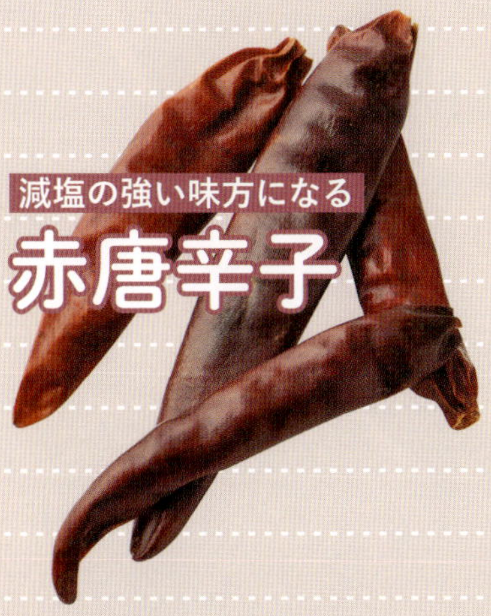

減塩の強い味方になる

赤唐辛子

　塩分を控えると、どうしてもぼんやりした味つけになってしまいます。そんなときに活躍するのが赤唐辛子です。赤唐辛子のピリリとした辛みは、味つけのアクセントになり、減塩でもしっかりした味になります。

　赤唐辛子にはほかにも、強い殺菌・抗菌作用があるので、食べ物の保存性を高めたり、雑菌の繁殖を防いだりしてくれます。また、胃液の分泌を促して消化を助けたり、食欲を増進させたりする作用もあります。

豆腐と野菜がたっぷりの韓国鍋

韓国風チゲスープ

免疫力アップ　腸内環境　食欲アップ

材料（2人分）

- 木綿豆腐……1/2丁
- 白菜……1枚
- しめじ……50g
- 小ねぎ……1/2本
- A
  - にんにく……1/2かけ
  - しょうが……1/2かけ
  - 豆板醤……小さじ1/8
- ごま油……大さじ1/2
- B
  - 水……1と1/2カップ
  - 鶏がらスープの素…小さじ2/3
  - こしょう……少々
- ラー油……小さじ1/4
- 白いりごま……小さじ1

作り方

1. 豆腐は食べやすい大きさに切る。白菜はひと口大に切り、しめじは根元を切って小房に分ける。小ねぎは小口切りにする。**A**のにんにくとしょうがはみじん切りにする。
2. 鍋に**A**とごま油を入れて弱火にかけ、香りが出てきたら中火にし、**B**を入れる。煮たったら、豆腐、白菜、しめじを加え、やわらかくなるまで煮る。
3. **2**を器に盛り、小ねぎを散らす。ラー油をまわしかけ、ごまをふる。

【エネルギー】110kcal
【塩分】0.5g

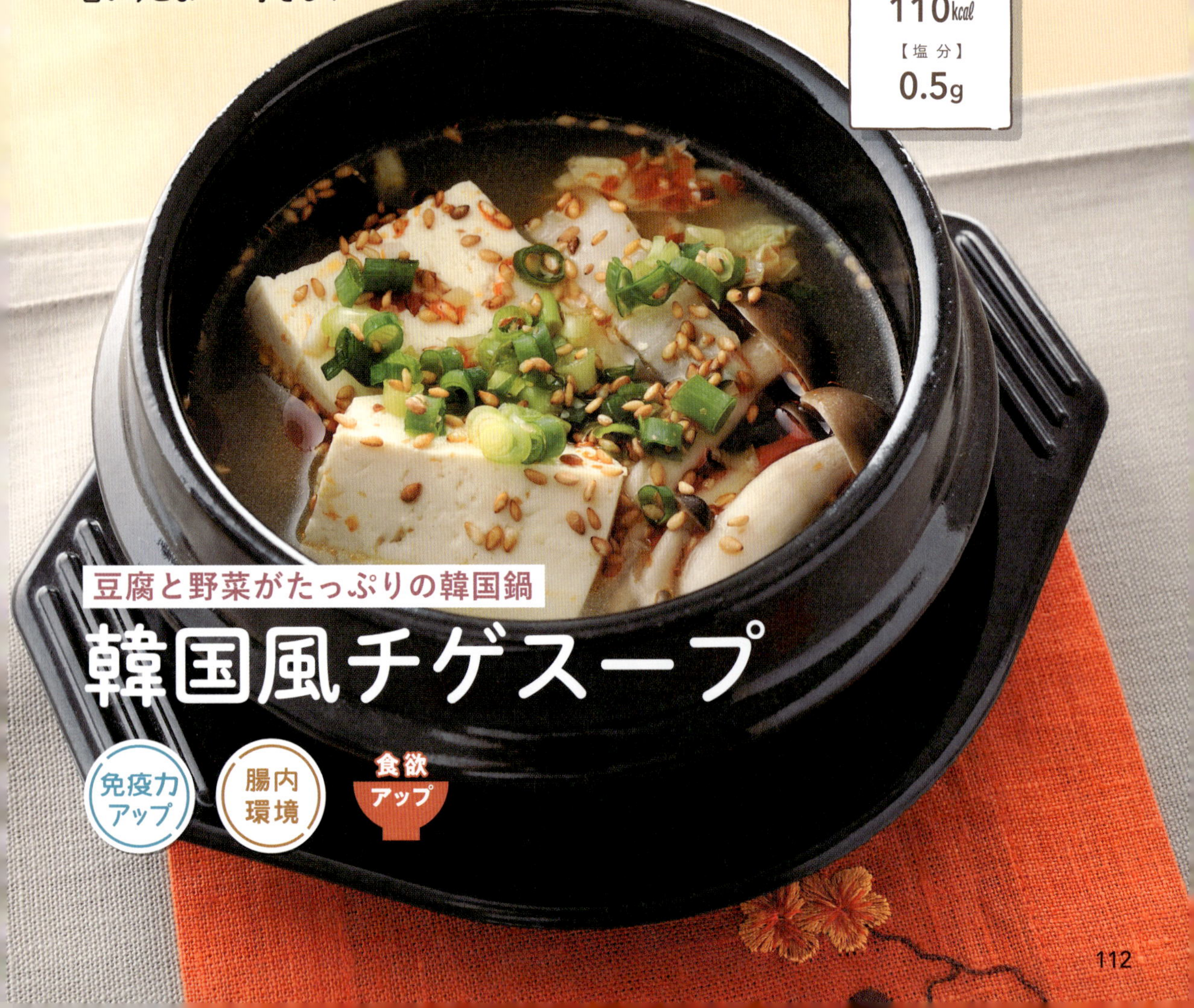

＋アレンジレシピ

豆腐の代わりに白身魚でも相性ばっちり

たらチゲ

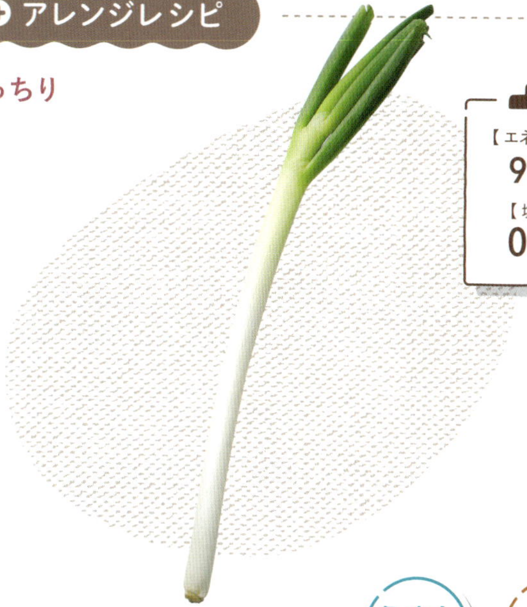

【エネルギー】
92 kcal
【塩 分】
0.6g

免疫力アップ

腸内環境

材料と作り方

木綿豆腐・白菜・しめじ・小ねぎ・B の代わりに

たら……………………………1 切れ
長ねぎ…………………………1/2 本
しいたけ…………………………2 枚
にら……………………………1/2 束
C
水………………1 と 1/2 カップ
鶏がらスープの素‥小さじ 1/2
減塩しょうゆ………小さじ 1/4
こしょう……………………少々

1. たらはひと口大に切る。長ねぎは斜め切りにし、しいたけは半分に切る。にらは5cm 長さに切る。

2. B の代わりに C を入れ、煮たったら、たら、長ねぎ、しいたけを加え、やわらかくなるまで煮る。にらを加え、さっと煮る。

ガンに効くポイントはココ！

白い部分が多い 長ねぎ で免疫力アップ

昔から、かぜのときにねぎ湯がすすめられますが、これはねぎに鎮痛解熱作用があるためです。これ以外にも、長ねぎの白い部分には、ビタミン B_1 が体内で効率よく使われるようにするアリインや、ガン細胞を攻撃する NK（ナチュラル・キラー）細胞を活性化するアリシンが含まれています。

また、ねぎの緑色の部分には免疫力を高めるβカロテンやビタミン C が豊富に含まれているので、青いねぎ、白いねぎ、どちらもガン予防効果が期待できます。

レモン果汁でさっぱりと

トムヤムクン風スープ

材料（2人分）

えび……………………6尾
マッシュルーム…………4個
香菜……………………10g
赤唐辛子………………1本
A 水………1と1/2カップ
　鶏がらスープの素
　………………小さじ2/3
B レモン汁………小さじ1
　こしょう……………少々

作り方

1. えびは殻をむき、背に切れ目を入れ、背ワタを取る。マッシュルームは4等分に切り、香菜は3cm長さに切る。赤唐辛子はヘタと種を取り除く。
2. 鍋にA、赤唐辛子を入れ、火にかける。煮たったら、えび、マッシュルームを加え、具材に火がとおるまで煮る。
3. 2にBを加え、混ぜる。器に盛り、香菜をのせる。

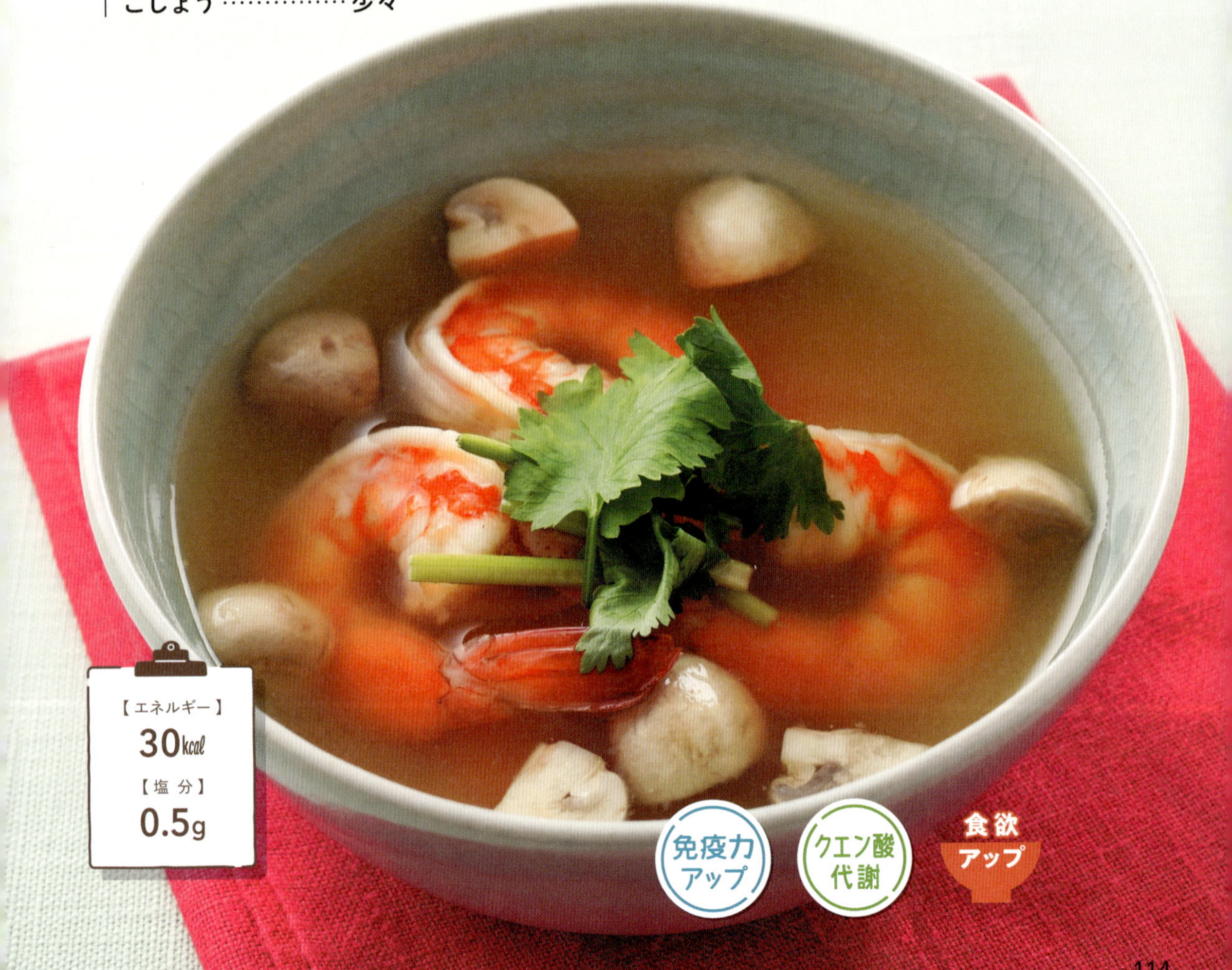

【エネルギー】
30kcal
【塩分】
0.5g

免疫力アップ
クエン酸代謝
食欲アップ

＋アレンジレシピ

めんを加えれば汁そばに早変わり

トムヤムクンのフォー

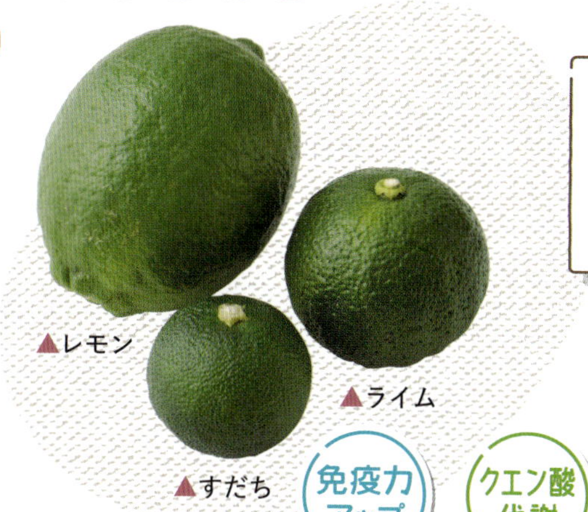

【エネルギー】
147 kcal
【塩分】
0.5g

免疫力アップ　クエン酸代謝　腸内環境

材料と作り方

マッシュルーム・B の代わりに

まいたけ……50g
フォー（乾燥）……60g
ライム……1個

1. まいたけは小房に分ける。
2. まいたけはマッシュルームと同じタイミングで加える。
3. フォーをゆで、水けをきる。器にフォーを盛り、Aのスープをかけ、香菜をのせる。Bの代わりに半分に切ったライムを添え、しぼっていただく。

ガンに効くポイントはココ！

おいしいスープをつくり
からだにもいい

えび

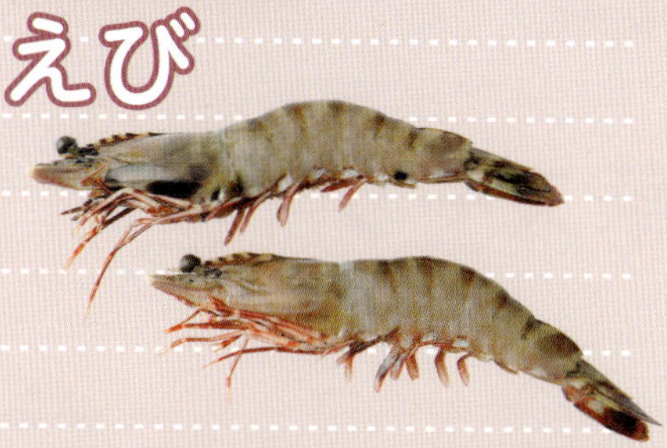

えびには鮭と同様、強い抗酸化作用があるアスタキサンチンが含まれています。ガン予防に効くだけでなく、濃厚な味わいのスープをとることもできます。えびの旨み成分はベタインという物質で、有害物質を解毒したり、老廃物の排泄を促すメチオニンを助けたりする働きも担っています。

また、ビタミンB_1が不足して、クエン酸代謝がスムーズにできなくなったときにできる有害な物質を、無害なものに変えたり、ガン予防に働くセレンを全身の細胞に送ったりする働きもあります。

卵のふわとろ食感がやさしい味わい

きくらげと小松菜の卵スープ

【エネルギー】46 kcal
【塩分】0.5g

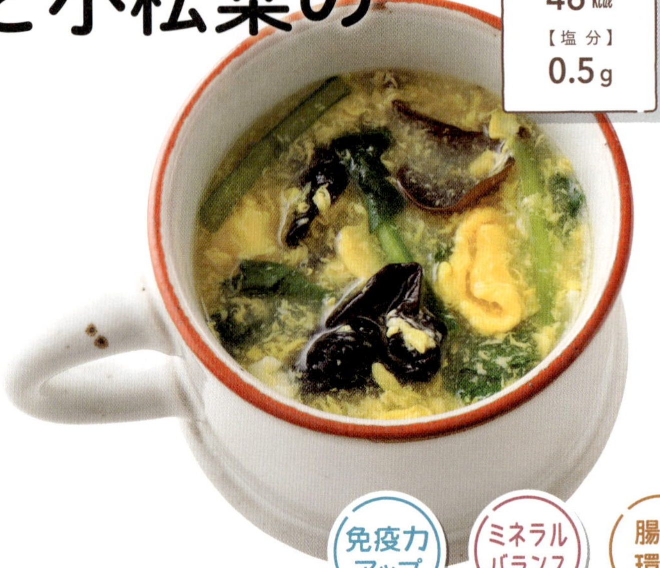

免疫力アップ　ミネラルバランス　腸内環境

材料（2人分）

きくらげ（乾燥）……1 g
小松菜……1/5 束
A
- 水……1と1/2 カップ
- 鶏がらスープの素……小さじ 2/3
- こしょう……少々

B
- 片栗粉……小さじ 1
- 水……小さじ 2

卵……1 個

作り方

1. きくらげは水で戻す。小松菜は根元を切り落とし、4cm 長さに切る。
2. 鍋に **A** を入れて火にかけ、煮たったら、**1** を加える。再び煮たったら、**B** の水溶き片栗粉をまわし入れてとろみをつける。溶きほぐした卵を流し入れ、さっと煮る。

アレンジレシピ

卵をブロッコリーにからませて

ブロッコリーと卵の中華スープ

免疫力アップ　腸内環境

材料と作り方

きくらげ・小松菜の代わりに
ブロッコリー……6 房（60 g）
長ねぎ……1/3 本

1. 長ねぎは斜め切りにする。
2. ブロッコリーと長ねぎは、きくらげ、小松菜と同じタイミングで加える。

【エネルギー】58 kcal
【塩分】0.5g

第4章

スープにすると食べやすい！
玄米スープ

済陽式食事療法では１日に１回は玄米食が基本。
理想は毎食、玄米です。玄米はかたかったり、
においが気になったりする方も多いですが、
おかゆ、ぞうすい、リゾット、スープごはん、
お茶漬けなどにすればおいしくいただくことができます。
玄米のおすすめレシピ20品を紹介します。

玄米をスープにしておいしくたべる

クエン酸代謝の乱れがガンを促進する

クエン酸代謝とは、細胞内にあるクエン酸回路でエネルギーがつくり出される反応のことです。からだを動かしたり、ものを考えたり、体温を維持したりする生命活動に必要なエネルギーは、クエン酸回路でつくられます。

クエン酸回路では、食べ物に含まれる炭水化物が腸で消化・吸収されてできたブドウ糖、呼吸で体内に取り入れられた酸素、体内や野菜に含まれている酵素などによって、ATPというエネルギーがつくり出されています。

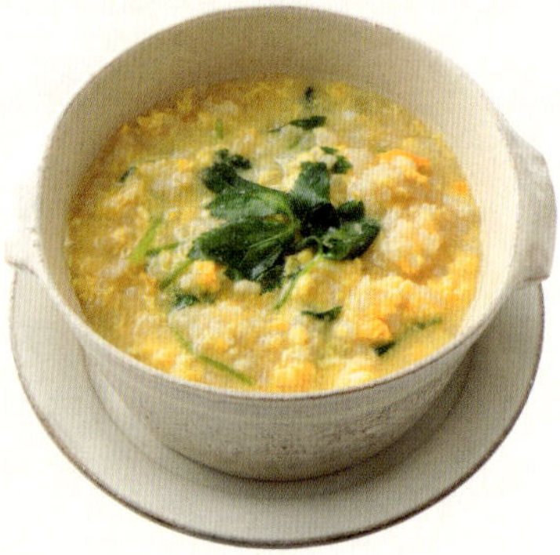

フランスのパリ大学のピエール・ルスティン博士の研究によると、クエン酸代謝がスムーズにできなくなり、体内のATPが不足すると発ガンが促されたという報告があります。また、クエン酸代謝が正常になり、ATPが十分につくられるようになるとガンが治ったという報告もあります。

ガンの予防・改善には、クエン酸代謝をスムーズにすることが大切です。

1日1食は必ず玄米を毎食とるのが理想

クエン酸代謝にはさまざまな栄養素が必要とされますが、そのなかでも特に大切なのがビタミンB_1です。ビタミンB_1にはブドウ糖の代謝を助け、クエン酸代謝を正常にする働きがあります。

ビタミンB_1は豚肉や青魚などに

玄米を100としたときの
精白米のビタミン・ミネラル比較

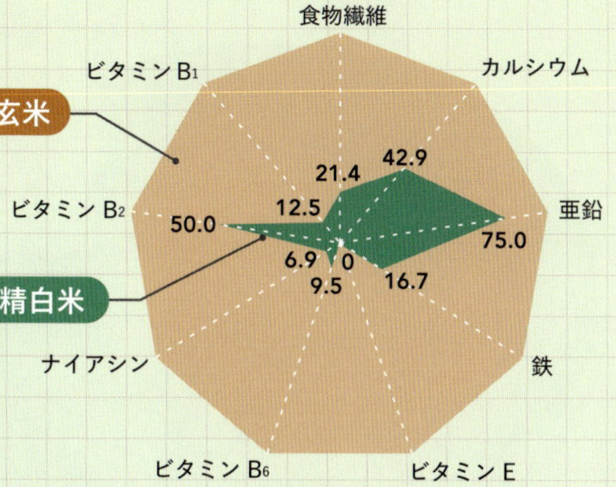

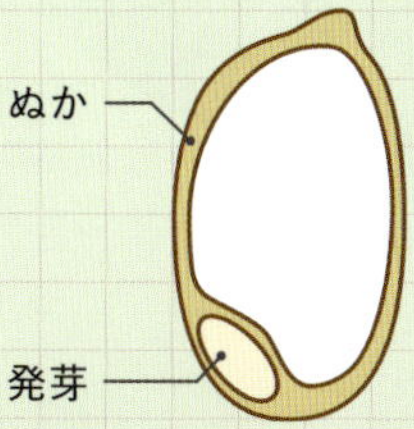

＼玄米は精白米の／

ビタミンB_1は約8倍！
ビタミンB_6は約10倍！
ビタミンEは6倍以上！
食物繊維は約5倍！

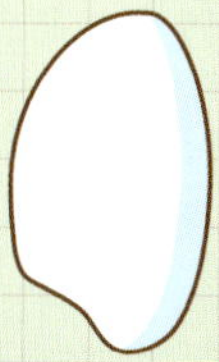

玄米（ぬかと胚芽を含む）100g中	
ビタミンB_1	0.16mg
ビタミンB_6	0.21mg
ビタミンE	0.6mg
食物繊維	1.4g

精白米（ぬかと胚芽を取り除く）100g中	
ビタミンB_1	0.02mg
ビタミンB_6	0.02mg
ビタミンE	微量
食物繊維	0.3g

多く含まれていますが、食事療法中はこれらをとることができません。そのため、玄米で補うよう指導しています。玄米にはB_1以外にも豊富なビタミン、ミネラルが含まれています。第4章では玄米をおいしくいただくレシピが満載です。

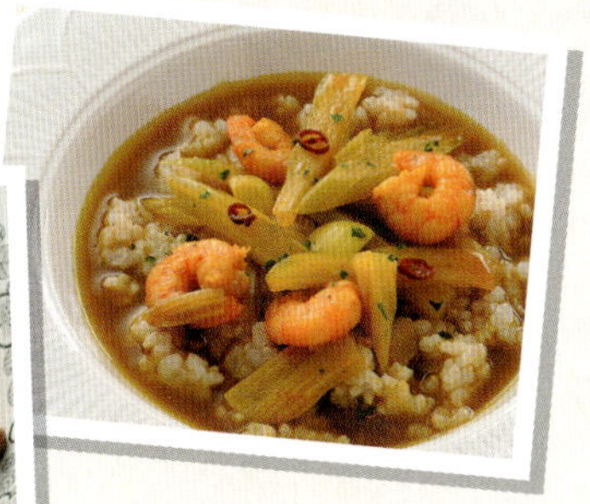

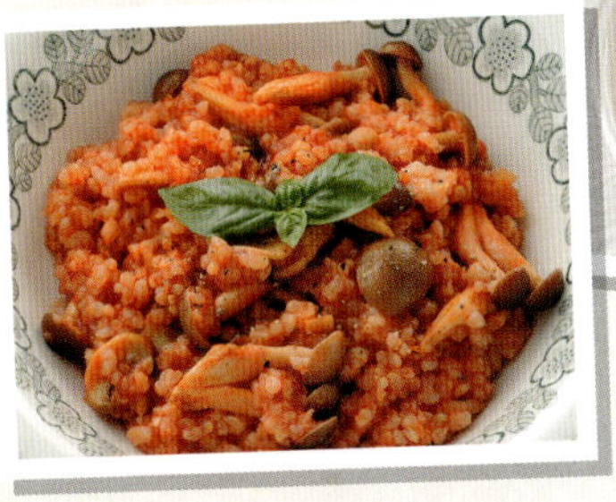

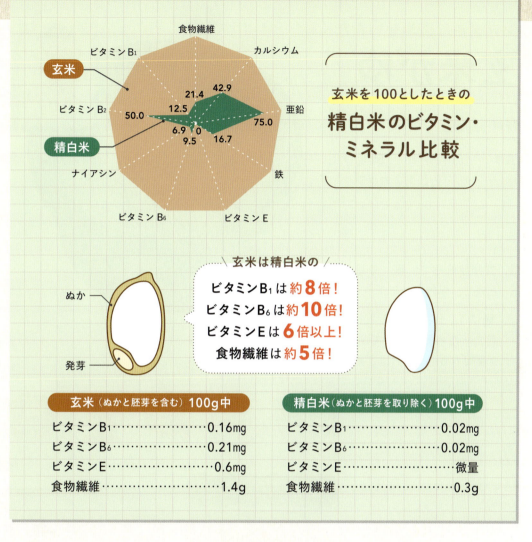

シンプルに玄米をいただく

玄米がゆ

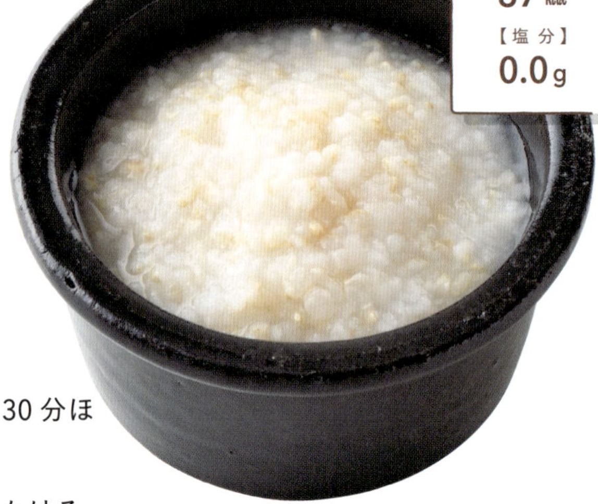

【エネルギー】
87 kcal
【塩分】
0.0 g

材料（2人分）

玄米……………………50 g
水…………2と1/2カップ

作り方

1. 玄米は洗って、水（分量外）に30分ほど浸し、水けをきる。
2. 鍋に**1**、分量の水を入れ、火にかける。煮たったら弱火にしてふたをし、時々かき混ぜながら40分ほど煮る。

クエン酸代謝　腸内環境　消化しやすい　飲み込みやすい　刺激が少ない

⊕ アレンジレシピ

だしで煮込めばさらにおいしい

あったか和風がゆ

【エネルギー】
92 kcal
【塩分】
0.3 g

材料と作り方

水の代わりに
だし汁………2と1/2カップ

1. 水の代わりにだし汁を入れる。
2. 器に盛り、好みで三つ葉、青じそ、ねぎ、のり、かつおぶし、ごまなどをのせていただく。

クエン酸代謝　腸内環境　消化しやすい　飲み込みやすい　刺激が少ない

仕上げにしょうゆをたらして

中華がゆ

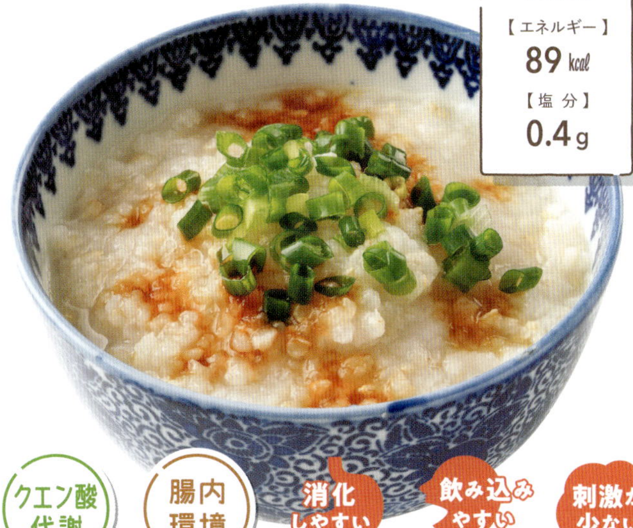

【エネルギー】
89kcal
【塩分】
0.4g

材料（2人分）

玄米……50g
A｜水……2と1/2カップ
　｜鶏がらスープの素……小さじ1/2
小ねぎ……1/2本
減塩しょうゆ……小さじ1/2

クエン酸代謝
腸内環境
消化しやすい
飲み込みやすい
刺激が少ない

作り方

1. 玄米は洗って、水（分量外）に30分ほど浸し、水けをきる。小ねぎは小口切りにする。
2. 鍋に玄米と**A**を入れ、火にかける。煮たったら弱火にしてふたをし、時々かき混ぜながら40分ほど煮る。
3. **2**を器に盛り、小ねぎをのせ、減塩しょうゆをたらす。

＋アレンジレシピ

ほうじ茶の香ばしさが食欲をそそる

茶がゆ

クエン酸代謝
腸内環境
消化しやすい
飲み込みやすい
刺激が少ない

材料と作り方

Aの代わりに
ほうじ茶……2と1/2カップ
減塩しょうゆは入れない

1. **A**の代わりにほうじ茶を入れる。

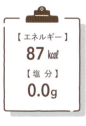

【エネルギー】
87kcal
【塩分】
0.0g

たんぱく質もいっしょにとれる
お手軽メニュー

卵と三つ葉の玄米ぞうすい

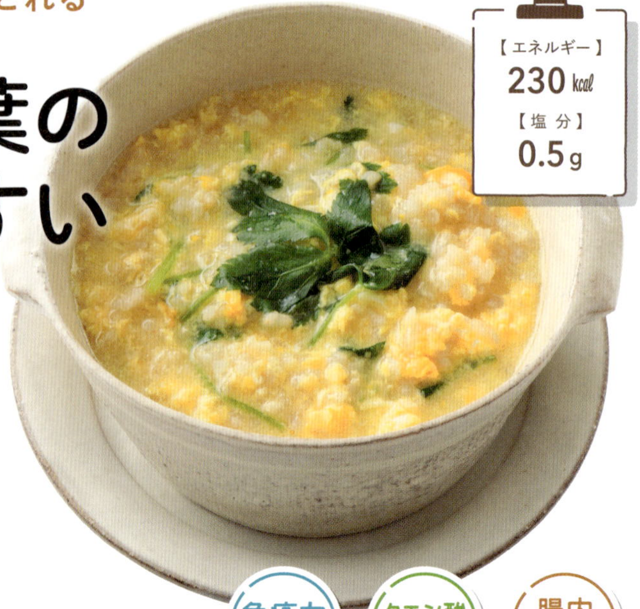

【エネルギー】
230 kcal
【塩 分】
0.5g

免疫力アップ　クエン酸代謝　腸内環境

材料（2人分）

三つ葉……10本
だし汁……2カップ
玄米ごはん……200 g
減塩しょうゆ……小さじ1/2
卵……2個

作り方

1. 三つ葉は3cm長さに切る。
2. 鍋にだし汁を入れて火にかけ、煮たったら、ごはんを加えて3分ほど煮る。減塩しょうゆを加えて混ぜ、溶きほぐした卵をまわし入れ、ゆっくりとかき混ぜる。
3. 卵が半熟状になったら、三つ葉を加える。

アレンジレシピ

βカロテンをプラスして免疫力アップ

にら玉ぞうすい

免疫力アップ　クエン酸代謝　腸内環境

【エネルギー】
230 kcal
【塩 分】
0.6g

材料と作り方

三つ葉・だし汁の代わりに

にら……1/2束
A 水……2カップ
A 鶏がらスープの素……小さじ1/2

1. にらは3cm長さに切る。
2. だし汁の代わりにAを入れて火にかける。三つ葉と同じタイミングでにらを加える。

にんにくでパワーアップ

にんにくぞうすい

【エネルギー】165 kcal
【塩分】0.3g

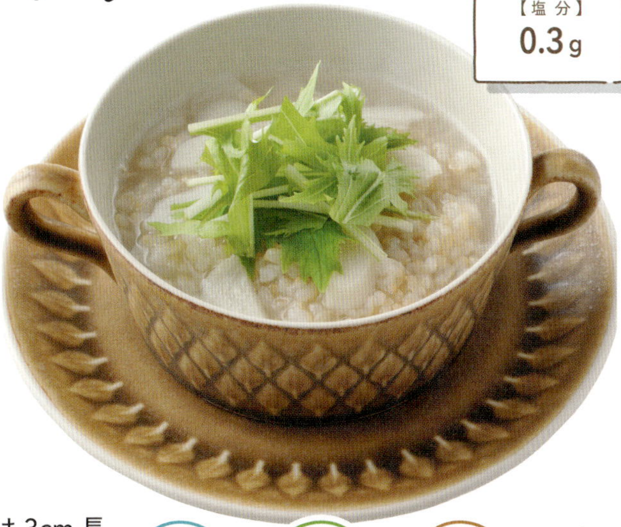

材料（2人分）

にんにく……………………2かけ
水菜…………………………10g
A | 水………………2カップ
| 鶏がらスープの素
| ………………小さじ1/2
玄米ごはん…………200 g

作り方

1. にんにくは薄切りにする。水菜は3cm長さに切る。
2. 鍋にA、にんにくを入れて火にかけ、10分ほど煮る。ごはんを加えて3分ほど煮る。
3. 2を器に盛り、水菜をのせる。

免疫力アップ　クエン酸代謝　腸内環境　食欲アップ

アレンジレシピ

免疫力だけでなく気力もアップ

しょうがぞうすい

免疫力アップ　クエン酸代謝　腸内環境　食欲アップ

材料と作り方

にんにく・水菜の代わりに
しょうが………………1かけ
かいわれ大根…………10g

1. しょうがは千切りにする。かいわれ大根は根元を切り落とし、半分に切る。
2. しょうがはにんにくと同じタイミングで入れる。水菜の代わりにかいわれ大根をのせる。

【エネルギー】156 kcal
【塩分】0.3g

旨みがぎゅっとつまった

きのこのトマトリゾット

【エネルギー】
287kcal
【塩分】
0.3g

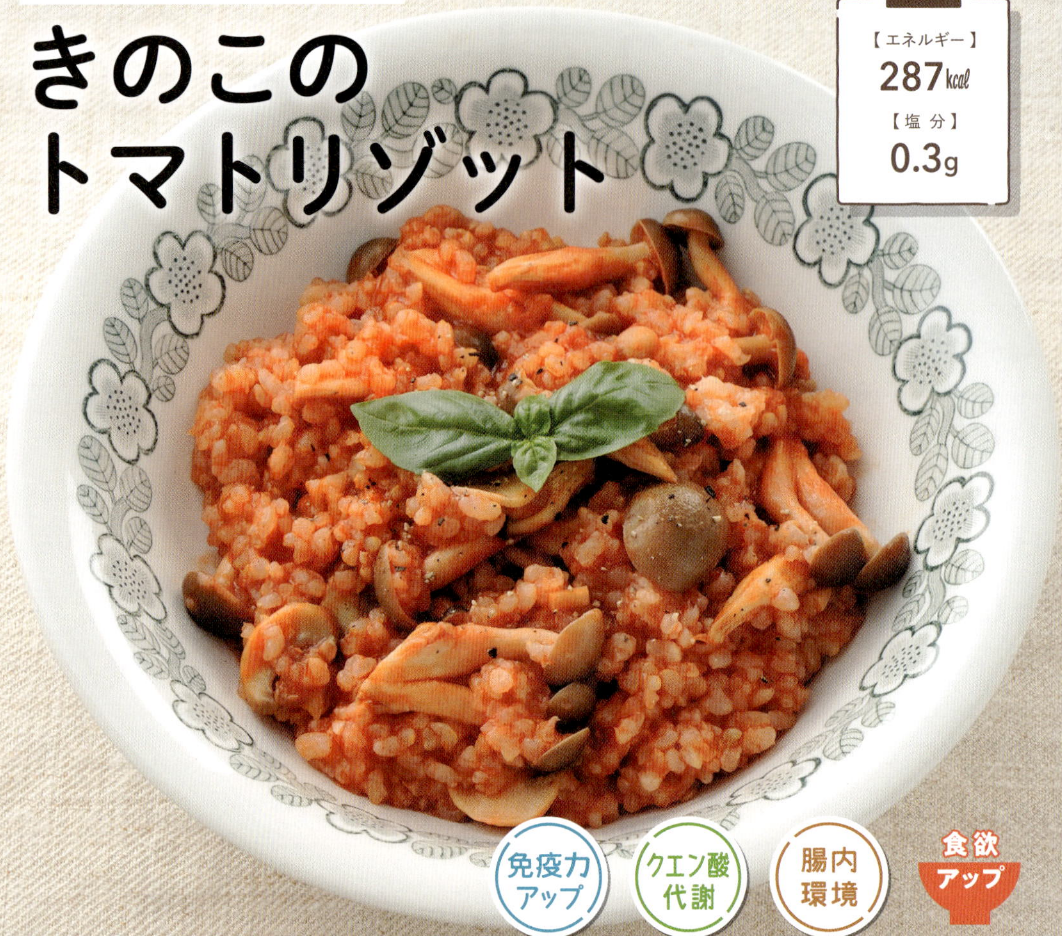

免疫力アップ　クエン酸代謝　腸内環境　食欲アップ

材料（2人分）

マッシュルーム …………4個
しめじ ……………………50g
にんにく ………………1かけ
玄米ごはん ……………300g
オリーブ油 ………大さじ1/2
A｜無塩トマトジュース
　｜……………………1カップ
　｜コンソメ（顆粒）
　｜………………小さじ1/2
粗挽きこしょう・バジル
………………………各少々

作り方

1. マッシュルームは薄切りにする。しめじは根元を切り、小房に分ける。にんにくはみじん切りにする。
2. 鍋ににんにく、オリーブ油を入れて弱火にかけ、香りが出てきたらきのこを加えて炒める。きのこがしんなりとしたら**A**を入れ、煮たったらごはんを加え、再び煮たったら火を止める。
3. **2**を器に盛り、粗挽きこしょうをふり、好みでバジルを飾る。

＋アレンジレシピ

トマトとえびの相性ばっちり

えびのトマトリゾット

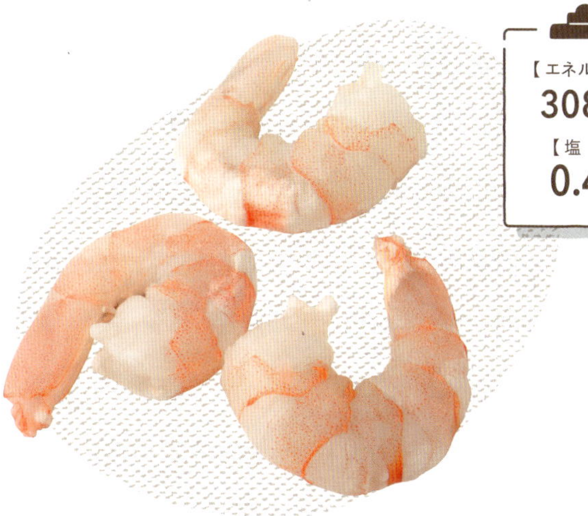

【エネルギー】
308 kcal
【塩分】
0.4g

材料と作り方

マッシュルーム・しめじの代わりに

むきえび……………………………50g
玉ねぎ……………………………1/4個

1. 玉ねぎはみじん切りにする。
2. 玉ねぎはにんにくといっしょに炒める。香りが出てきたらえびを加えてさっと炒め、**A** を加える。

免疫力アップ　クエン酸代謝　腸内環境　食欲アップ

ガンに効くポイントはココ！

ハーブ類

にも抗ガン作用が認められている

アメリカがまとめたガン予防に有効な植物性食品の一覧表である「デザイナーフーズ・ピラミッド」には、バジル、ミント、オレガノ、タイム、セージ、ローズマリーなどハーブ類が含まれています。ハーブ類の香り成分には抗酸化作用があり、抗ガン効果が期待されているためです。

飾りに用いられるバジルやイタリアンパセリもハーブの一種です。もともと、ハーブは料理をおいしくしたり、見た目をよくしたりするために用いられてきました。料理をおいしくするうえに、ガン予防効果も期待できるのですから、ぜひ活用してください。

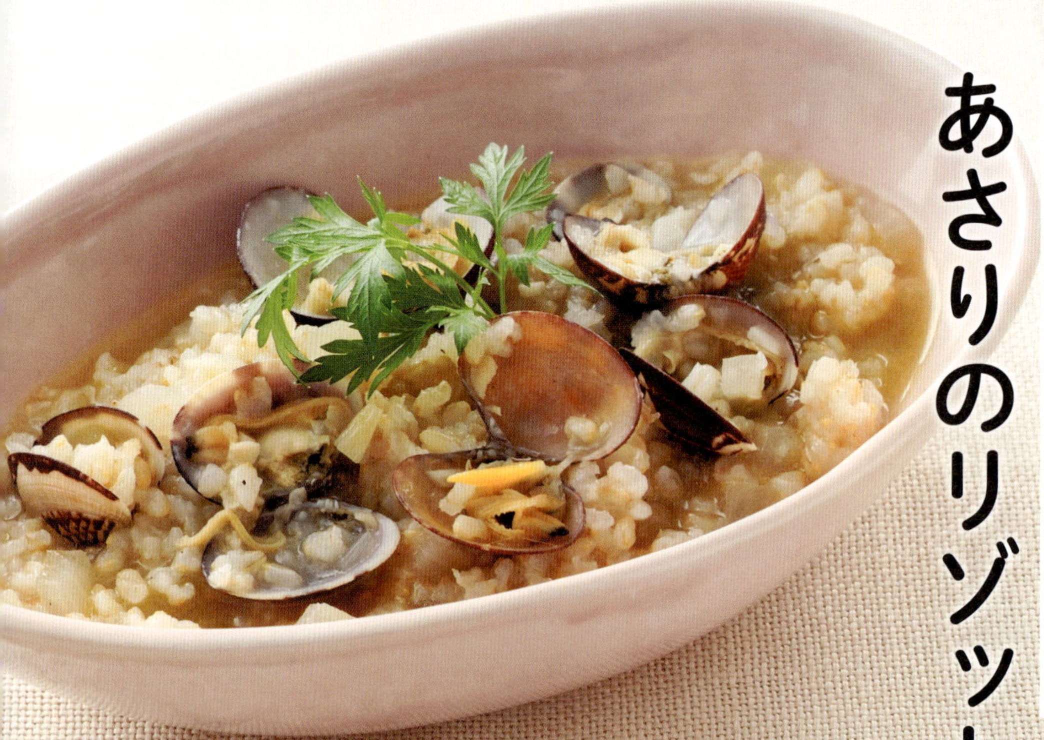

あさりのリゾット

煮込みすぎないのがおいしさのポイント

【エネルギー】
276kcal
【塩分】
0.5g

免疫力アップ　クエン酸代謝　腸内環境　食欲アップ

材料（2人分）

あさり（殻つき）……70g
玉ねぎ……1/4個
にんにく……1/2かけ
玄米ごはん……300g
オリーブ油……大さじ1/2
白ワイン……大さじ1
A
- 水……1カップ
- コンソメ（顆粒）……小さじ1/4
- こしょう……少々

イタリアンパセリ……少々

作り方

1. あさりはざっと洗い、ボウルに入れる。塩水（濃度3%程度）をあさりがひたひたになる程度に入れ、30分ほどつけて砂抜きし、流水で洗う。
2. 玉ねぎとにんにくはみじん切りにする。
3. 鍋に玉ねぎ、にんにく、オリーブ油を熱し、さっと炒める。1と白ワインを加え、ふたをして煮る。あさりの口が開いたらAを加え、煮たったらごはんを加え、再び煮たったら火を止める。
4. 器に盛り、好みでイタリアンパセリを飾る。

アレンジレシピ

トマトの酸味と甘みが効いた

あさりとミニトマトのリゾット

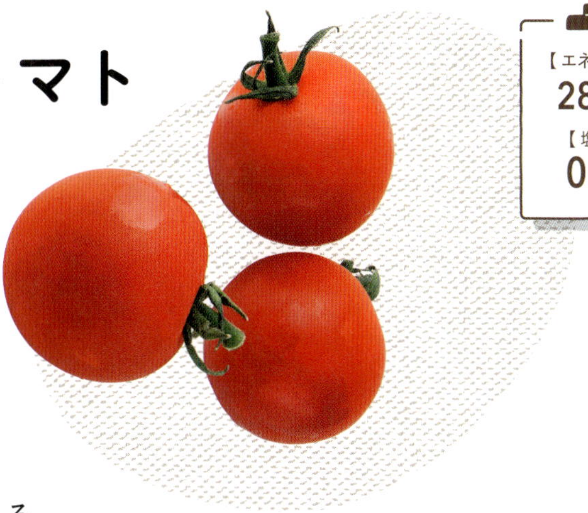

【エネルギー】
287kcal
【塩分】
0.5g

材料と作り方

玉ねぎの代わりに

ミニトマト……………………10個

1. ミニトマトはヘタを取る。
2. ミニトマトはAといっしょに加える。

免疫力アップ
クエン酸代謝
腸内環境

ガンに効くポイントはココ！

そのままだとかたい 玄米 を煮込んで食べやすく

済陽式食事療法では玄米をすすめています。玄米は精白米に比べ、ビタミンB_1、ビタミンB_6、ビタミンE、食物繊維が豊富に含まれているため、主食を玄米にするだけでクエン酸代謝や腸内環境を改善してくれます。

ひとつ難点は、ぬかや胚芽部分を含んでいるため、かたかったり、においが気になったりして食べにくいということです。

玄米をぞうすいやリゾットなどにして煮込むと食べやすくなります。どうしても玄米に抵抗がある人は、胚芽米や発芽米などを活用してください。栄養素は玄米よりは少なくなりますが、精白米よりは多く含まれています。

干ししいたけのだしでおいしさアップ

たらと白菜の中華風スープごはん

材料（2人分）

干ししいたけ……………2枚
水……………1と1/2カップ
たら……………………1切れ
白菜………………………1枚
小ねぎ…………………1/2本
鶏がらスープの素
……………………小さじ1/2
A｜減塩しょうゆ　小さじ1/2
　｜こしょう……………少々
玄米ごはん……………300g

作り方

1. 干ししいたけは分量の水で戻し、薄切りにする。たらはひと口大に切る。白菜は短冊切りにし、小ねぎは小口切りにする。
2. 鍋に **1** のしいたけと戻し汁、鶏がらスープの素を入れて火にかけ、煮たったら、たらと白菜を加える。具材に火がとおったら **A** を加え、さっと煮る。
3. 器にごはんを盛り、**2** をかけ、小ねぎを散らす。

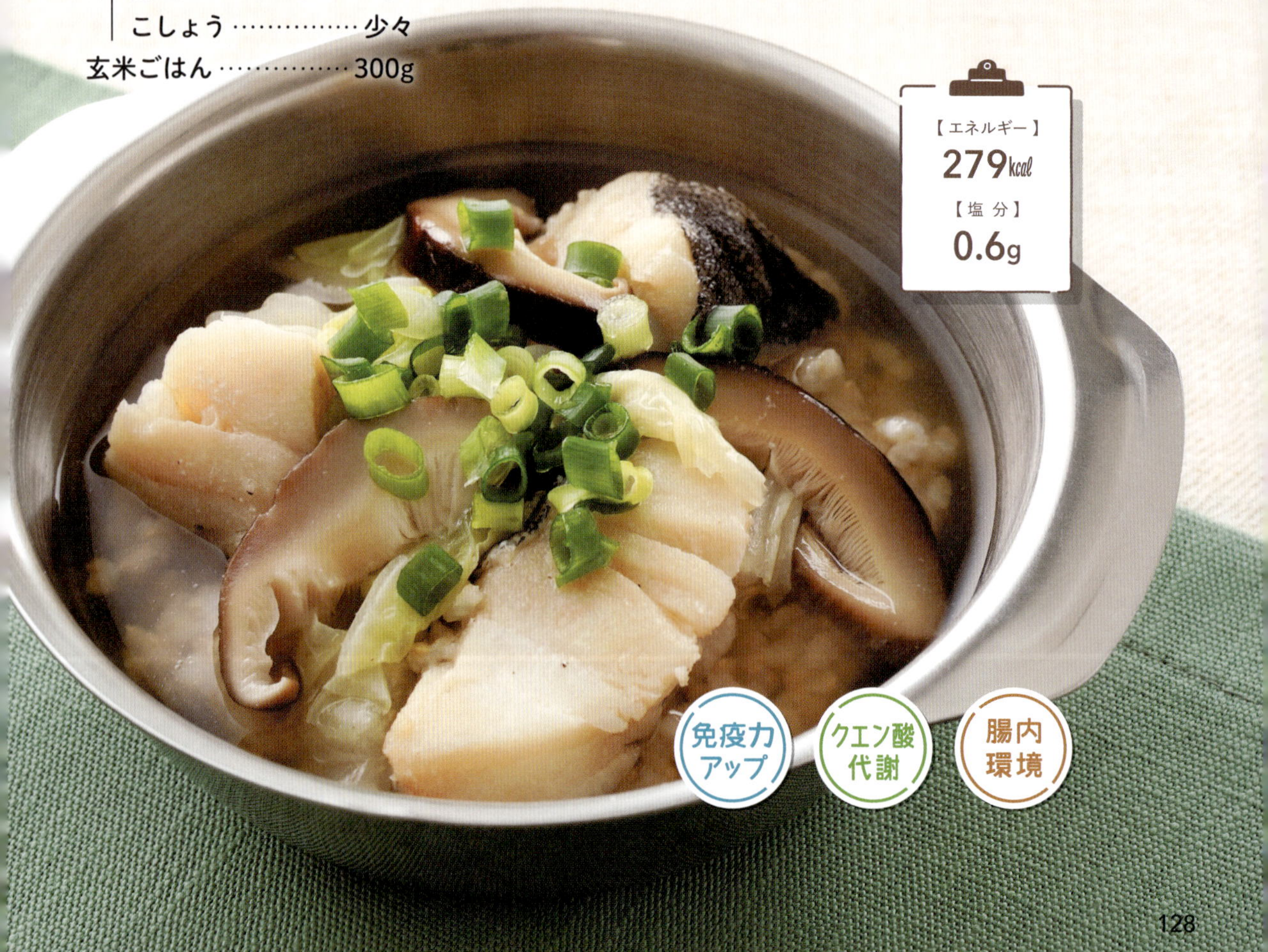

【エネルギー】
279kcal
【塩 分】
0.6g

免疫力アップ
クエン酸代謝
腸内環境

＋アレンジレシピ

あっさり豆腐はラー油でピリリ

豆腐と小松菜のスープごはん

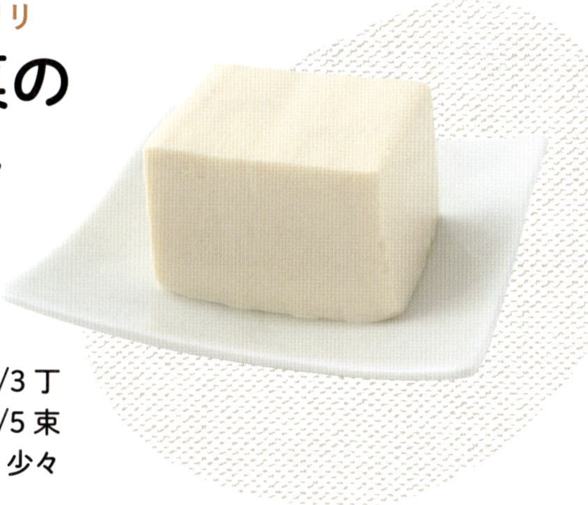

【エネルギー】
267kcal
【塩分】
0.4g

材料と作り方

たら・白菜の代わりに

絹ごし豆腐……1/3丁
小松菜……1/5束
ラー油……少々

1. 豆腐は食べやすい大きさに切る。小松菜は4cm長さに切る。
2. 豆腐と小松菜は、たら、白菜と同じタイミングで加える。
3. 好みでラー油をまわしかける。

免疫力アップ　クエン酸代謝　腸内環境

ガンに効くポイントはココ！

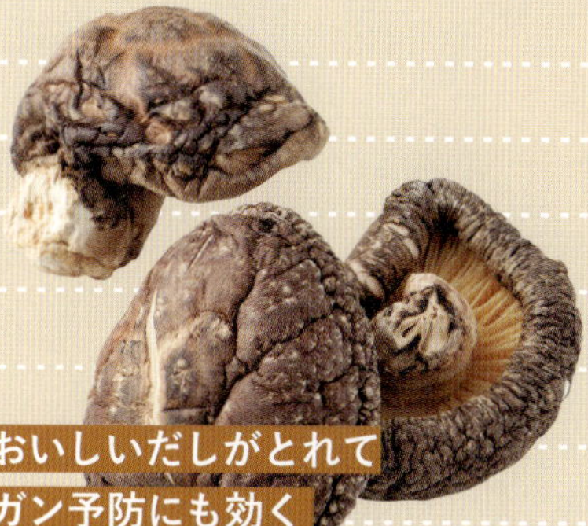

おいしいだしがとれて
ガン予防にも効く

干ししいたけ

　しいたけにはレンチナンという、ガンの治療薬として利用される成分が含まれています。

　生のしいたけを食べてもいいのですが、干ししいたけもスープにはおすすめです。干ししいたけを水で戻したときの戻し汁には、しいたけの旨みが溶け出ていて、だしとして利用すればスープのおいしさがよりアップします。

　また、乾物は長期間保存することができるので、常備しておいて、薄味で物足りないというときに追加するといいでしょう。

カレーはサラサラスープで

えびとセロリのカレースープごはん

材料（2人分）

- セロリ……1/2本
- にんにく……1かけ
- むきえび……50g
- 赤唐辛子（輪切り）……1/2本分
- オリーブ油……大さじ1/2
- A
  - 水……1と1/2カップ
  - カレー粉……小さじ4
  - コンソメ（顆粒）……小さじ2/3
  - こしょう……少々
- 玄米ごはん……300g
- パセリ（みじん切り）……少々

作り方

1. セロリは斜め切りにし、にんにくは薄切りにする。
2. 鍋に**1**、赤唐辛子、オリーブ油を入れて弱火にかけ、香りが出てきたら中火にし、えびをさっと炒める。**A**を加え、煮たったらアクを取って弱火にし、5分ほど煮る。
3. 器にごはんを盛り、**2**をかけ、好みでパセリを散らす。

【エネルギー】
299kcal
【塩分】
0.5g

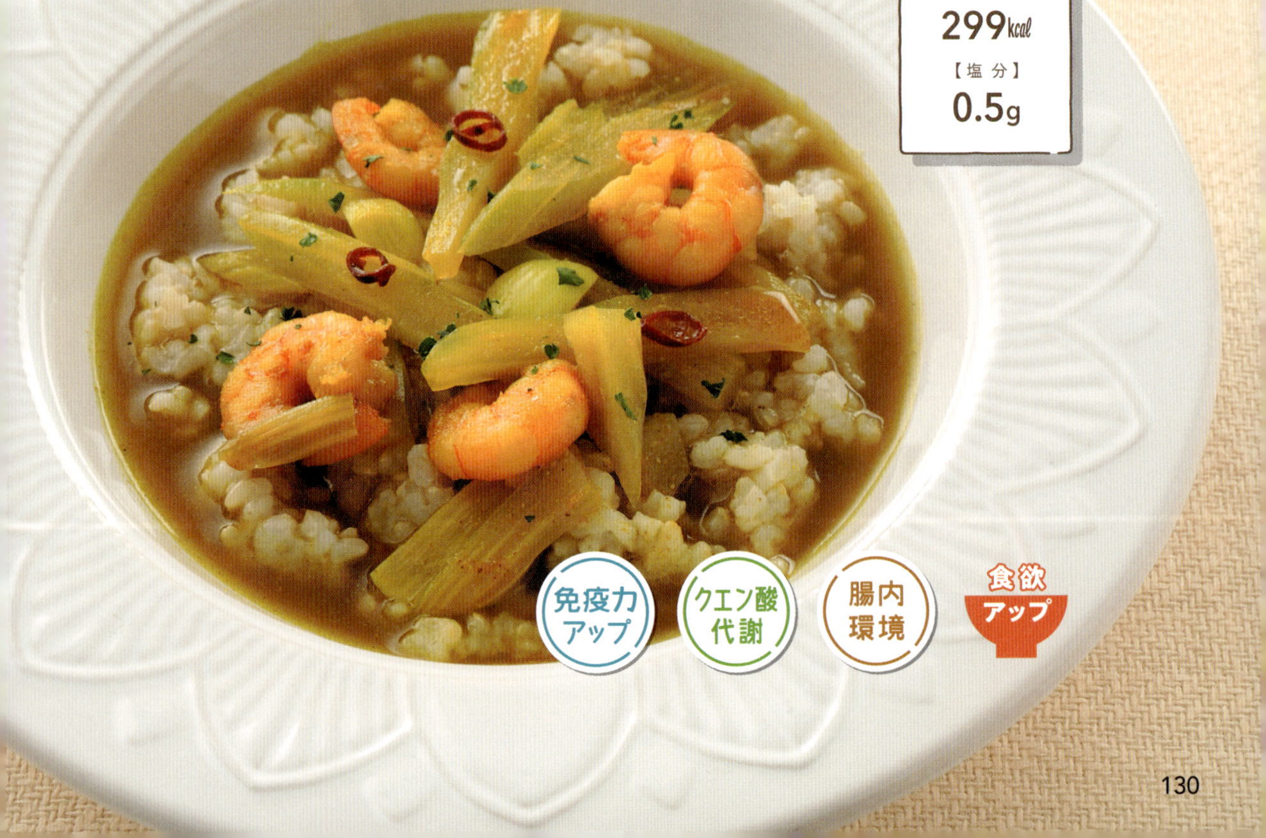

免疫力アップ　クエン酸代謝　腸内環境　食欲アップ

アレンジレシピ

ビタミンＣ豊富なカリフラワーをプラス

鶏肉とカリフラワーのカレースープごはん

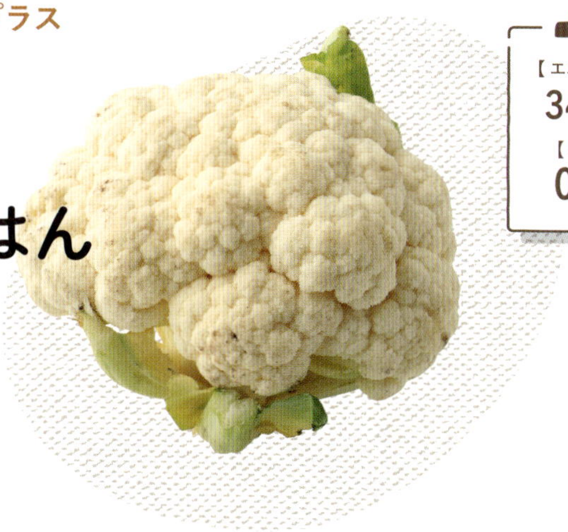

【エネルギー】348 kcal
【塩分】0.5g

免疫力アップ　クエン酸代謝　腸内環境　食欲アップ

材料と作り方

セロリ・むきえび の代わりに

カリフラワー…………6房（60 g）
鶏ささみ…………………………2本

1. 鶏ささみはそぎ切りにする。
2. 鶏ささみ、カリフラワーはえびと同じタイミングで加える。

ガンに効くポイントはココ！

カレー粉の主成分
ターメリック
が免疫力を高める

牛肉や豚肉がゴロゴロ入ったカレーはおすすめできませんが、動物性たんぱく質や脂質を控えたカレーであれば食事療法中でも楽しむことができます。市販されているカレールウには動物の脂質が多く含まれているので、カレー粉を使ったカレースープをおすすめします。

カレー粉の主成分であるターメリックは、黄色い色素成分であるクルクミンを多く含んでいます。マウスの実験では、クルクミンに発ガンを抑制する作用があることがわかっています。また、肝機能を助ける作用もあるのではないかといわれ、研究がすすめられています。

しょうがの辛みが食欲を刺激する

野菜のしょうがスープごはん

【エネルギー】
251kcal
【塩分】
0.4g

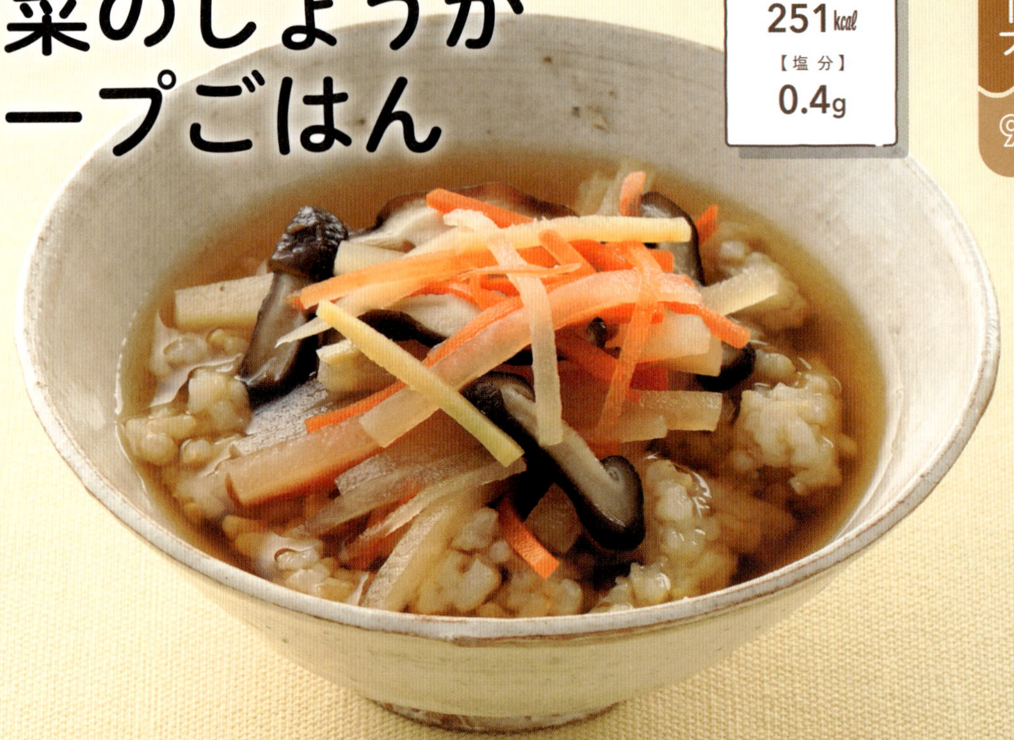

免疫力アップ　クエン酸代謝　腸内環境　食欲アップ

材料（2人分）

大根……………………4cm
にんじん……………1/5本
しいたけ………………2枚
しょうが……………1かけ
だし汁………1と1/2カップ
減塩しょうゆ……大さじ1/2
玄米ごはん……………300g

作り方

1. 大根、にんじんは千切りにする。しいたけは薄切りにし、しょうがは千切りにする。
2. 鍋にだし汁としょうがを入れて、火にかける。煮たったら、大根、にんじん、しいたけを加え、5分ほど煮てしょうゆを加える。
3. 器にごはんを盛り、**2** をかける。

＋アレンジレシピ

豆類がたっぷり入ってボリューム満点

厚揚げと枝豆のしょうがスープごはん

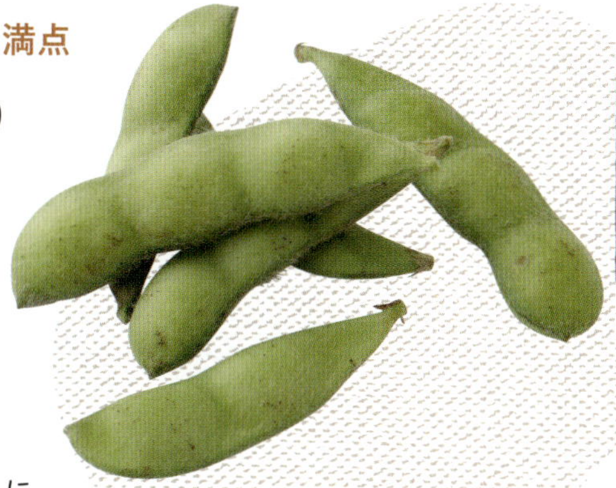

【エネルギー】
299 kcal
【塩 分】
0.4g

免疫力アップ　クエン酸代謝　腸内環境　食欲アップ

材料と作り方

大根・にんじん・しいたけの代わりに

厚揚げ……………………1/3丁
ゆで枝豆…………………20粒
まいたけ…………………50g

1. 厚揚げは熱湯をかけて油抜きし、食べやすい大きさに切る。まいたけは小房に分ける。
2. 厚揚げ、枝豆、まいたけは、大根、にんじん、しいたけと同じタイミングで加える。

ガンに効くポイントはココ！

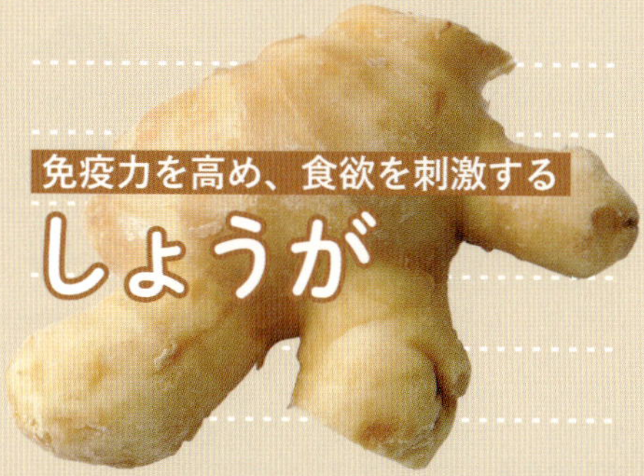

免疫力を高め、食欲を刺激する

しょうが

しょうがにはジンゲロール、ショウガオールなど、強い抗酸化作用のある成分が含まれていて、昔から免疫力を高めるとされています。

漢方では生姜《しょうきょう》と呼ばれ、薬として用いられるほど、薬効の高い食材として知られています。

強い殺菌作用があり、雑菌の繁殖を防ぎます。また、血管を拡張して血液の循環をよくする作用があり、からだを温めたり、肩こりや腰痛をやわらげたりする作用があるといわれます。胃もたれや胸やけを改善する効果もあります。

熱々のだしをかけてさっぱりいただく

のりとねぎのだし茶漬け

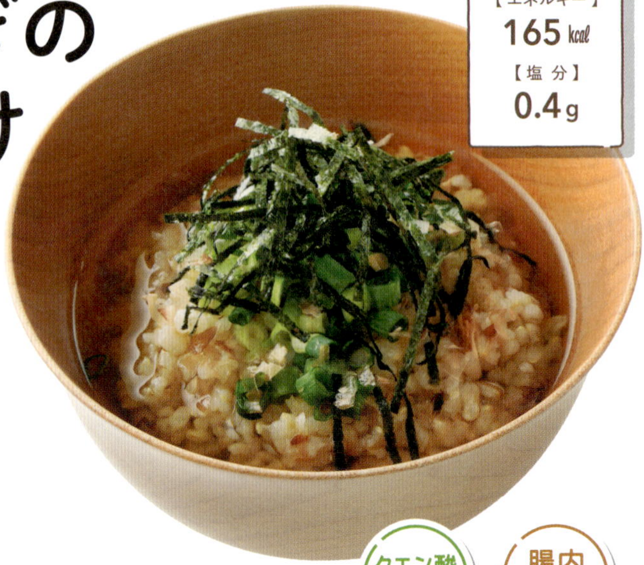

【エネルギー】
165 kcal
【塩分】
0.4g

クエン酸代謝
腸内環境

材料（2人分）

小ねぎ……………………1本
刻みのり……………………4g
玄米ごはん…………… 200g
A｜だし汁…………1カップ
　｜減塩しょうゆ….小さじ1
かつおぶし………………少々

作り方

1. 小ねぎは小口切りにする。
2. 鍋にAを入れて火にかけ、煮たったら火を止める。
3. 茶碗にごはんを盛り、2を注ぎ入れる。小ねぎ、刻みのり、かつおぶしをのせる。

⊕アレンジレシピ

緑茶をかけるだけの簡単茶漬け

しらすと三つ葉の茶漬け

クエン酸代謝
腸内環境

【エネルギー】
166 kcal
【塩分】
0.4g

材料と作り方

小ねぎ・刻みのり・A
の代わりに

しらす……………………20g
三つ葉……………………4本
緑茶………………1カップ

1. 三つ葉は3cm長さに切る。
2. 茶碗にごはんとしらすを盛り、熱い緑茶を注ぎ入れ、三つ葉をのせる。

・第5章・

ときには冷たいものも！冷製スープ＆デザート

ときには冷製スープや果物を使ったデザートを
楽しんでみてはいかがでしょうか。
夏には冷たいスープがおすすめです。
旬の果物を使ったおいしいデザートは満足感を高めてくれます。
ご自宅でも手軽につくることができる
冷製スープレシピ8品と、デザートレシピ12品を紹介します。

からだにやさしい冷製スープ＆デザート

夏の暑いときには冷たいスープがおすすめ

夏の暑い時期には、温かいスープはちょっと、という声も聞きます。そんなときには冷たいスープがおすすめです。

ビシソワーズ(じゃがいもの冷製スープ)やガスパチョ（トマトやきゅうりを使った冷製スープ）などの冷製スープは、レストランで食べるものと思っている方が多いかもしれません。

家庭でだって、これらのスープを手軽に簡単につくることができます。日本の冷製スープ、冷や汁もおすすめです。

これらのスープは夏以外にも、治療の副作用で食事がとりにくい方にもおすすめです。「口内炎がひどくて温かいものが食べにくい」「かたいものが飲み込みにくい」「食欲がない」というときには、ビシソワーズやガスパチョをすすめてみてはいかがでしょうか。

本格的なものをつくろうとしたら手間がかかってしまいますが、第5章で紹介しているレシピは、誰にでもつくれるよう作り方を工夫し、塩分を控えるなど調整して、食事療法中の患者さんでも安心して食べられるようになっています。ぜひ活用してください。

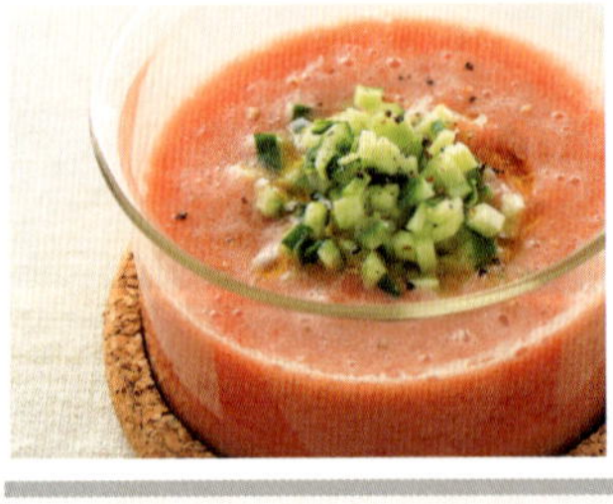

市販のデザートは食品添加物が心配

牛肉や豚肉、塩分はがまんできても、甘いお菓子はがまんできない、という方もいらっしゃるでしょう。

市販されているお菓子にはバターや白砂糖がたっぷり使われていて、あまりおすすめできません。

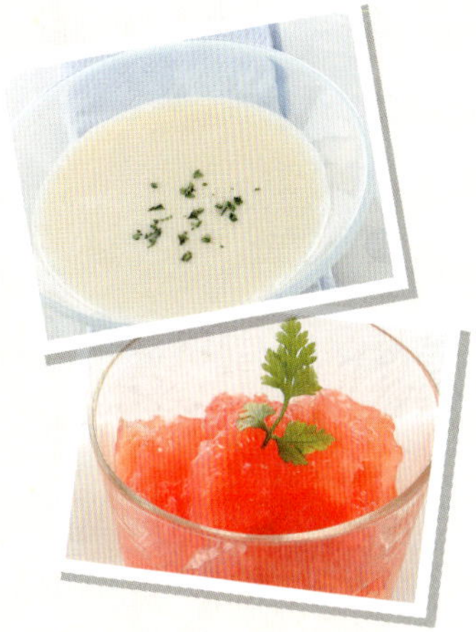

スナック菓子にいたっては、塩分や食品添加物がたっぷり入っていて、食べないほうがいいものの代表といっていいでしょう。

お菓子によく使われている、マーガリンやショートニングに含まれているトランス脂肪酸は、動脈硬化を促進したり、免疫力を低下させたり、認知症をすすめたりと、その弊害が世界で報告されています。ヨーロッパやアメリカでは2000年に入ってから使用が規制されるようになりましたが、日本では特に制限されていません。

安心して食べられるものは、やはり自宅で手作りしたものがいちばんです。果物やヨーグルトを使えば、手軽においしいデザートが楽しめます。

第5章では済陽式食事療法の8大原則（18ページ）を守りながら楽しめる、デザートレシピを紹介しています。旬の果物でバリエーションが楽しめますので、自分好みのアレンジを探しましょう。

治療中であっても食べる喜びが大切

冷製スープやデザートは、必ず必要なメニューというわけではありません。

ただ、食事療法中であっても「食べることを楽しみたい」と、誰しも思われることでしょう。治療中に好きなものが食べられず、がまんばかりだと、食事療法を3カ月〜半年間続けるのは強い自制心が必要になります。もちろん、8大原則を守らないと治療効果が出にくいので、なんでも食べていいというわけではありません。制限のあるなかで、「おいしく食べる。そのために工夫する」、これが大切なのではないでしょうか。

1日に3回の食事を「薬と思いながらがまんして食べる」よりは、制限のあるなかで楽しみながら「おいしく食べる」ほうがいいに決まっています。食事療法中もおいしい食卓にするために、本書のレシピをぜひ活用してください。

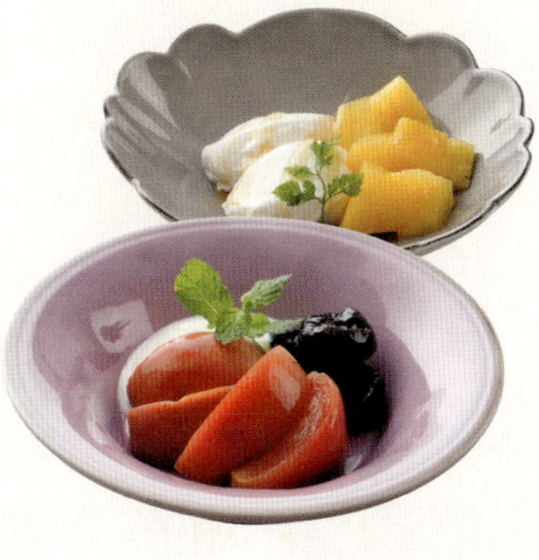

抗酸化物質たっぷりのおすすめスープ

ガスパチョ

材料（2人分）

- トマト……2個
- セロリ……1/4本
- きゅうり……1/4本
- レモン汁……小さじ1
- タバスコ……少々
- オリーブ油……小さじ1
- 粗挽きこしょう……少々

作り方

1. トマトはヘタを取って、ひと口大に切る。セロリはひと口大に切り、きゅうりはみじん切りにする。
2. トマト、セロリ、レモン汁をミキサーにかけ、好みでタバスコを入れて、混ぜる。
3. 器に2を盛り、きゅうりをのせる。オリーブ油をまわしかけ、粗挽きこしょうをふる。

免疫力アップ　ミネラルバランス　消化しやすい　飲み込みやすい　食欲アップ

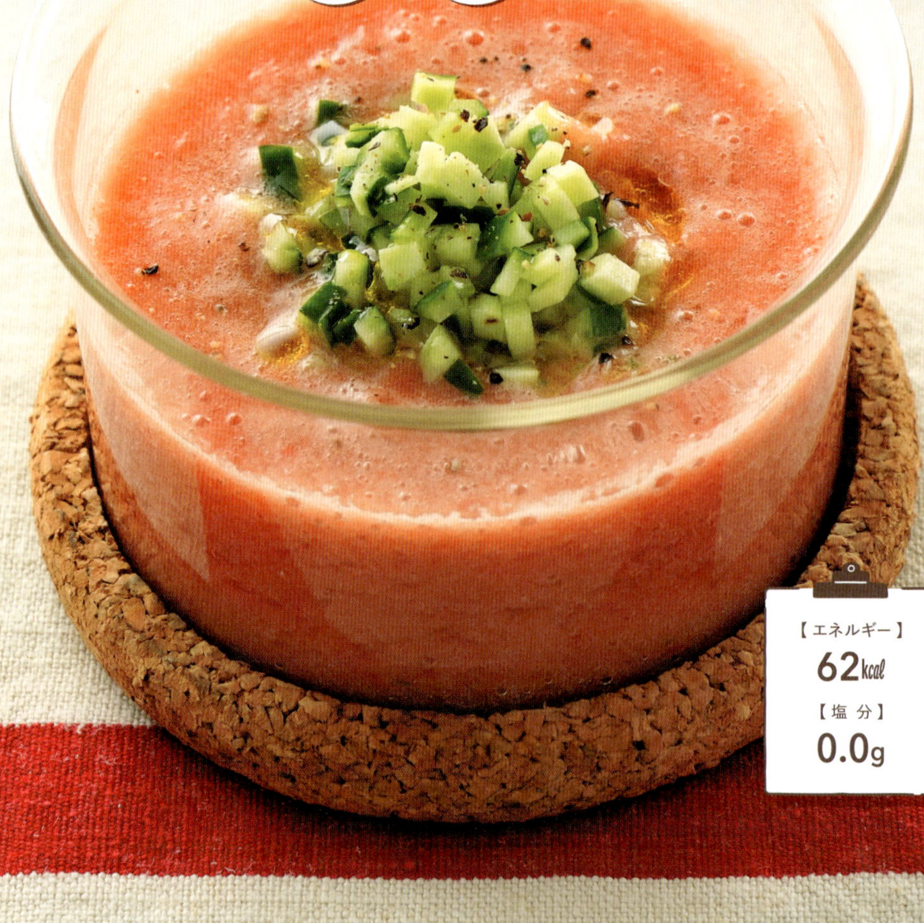

【エネルギー】
62kcal
【塩分】
0.0g

アレンジレシピ

甘みのあるパプリカを使って

真っ赤なガスパチョ

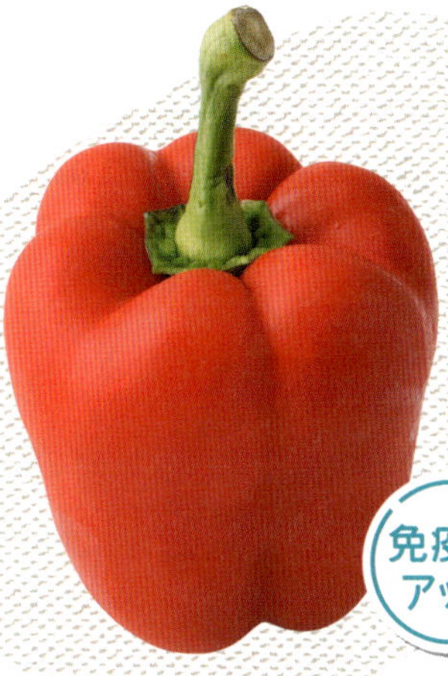

【エネルギー】68kcal
【塩分】0.0g

免疫力アップ
ミネラルバランス

消化しやすい
飲み込みやすい
食欲アップ

材料と作り方

セロリ・きゅうりの代わりに

赤パプリカ……………………1/2個
バジル……………………………少々

1. 赤パプリカはひと口大に切る。
2. 赤パプリカはセロリと同じタイミングでミキサーにかける。
3. きゅうりの代わりにバジルをのせる。

ガンに効くポイントはココ！

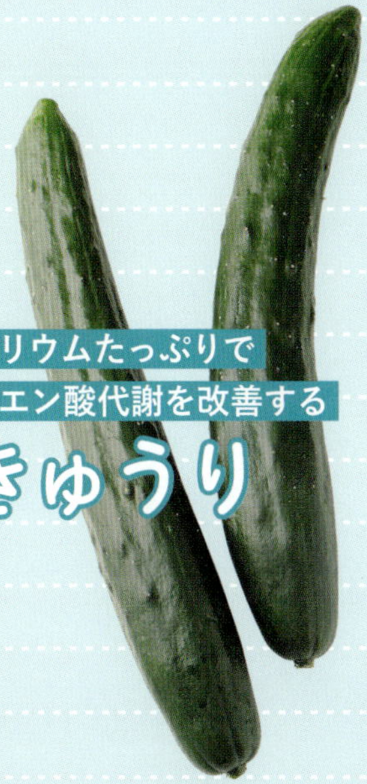

カリウムたっぷりで
クエン酸代謝を改善する

きゅうり

きゅうりはそのほとんどが水分で栄養素は少ないと考えられがちですが、実際には免疫力を高めるβカロテンやビタミンCのほか、体内のミネラルバランスを改善するカリウムを多く含んでいます。クセがないので生でそのまま食べられ、加熱などによるビタミンの損失が少ないこともメリットのひとつです。

きゅうりの皮の苦み成分であるククルビタシンは、ゴーヤの苦み成分と同じもので、抗ガン作用があるといわれています。

酸味が効いてさっぱり

ヨーグルトビシソワーズ

【エネルギー】
71 kcal
【塩分】
0.5g

材料（2人分）

じゃがいも……………中1個
A 水…………………1カップ
　コンソメ（顆粒）
　………………小さじ 2/3
B プレーンヨーグルト
　……………………100g
　こしょう……………少々
パセリ（みじん切り）……少々

作り方

1. じゃがいもは皮をむき、ひと口大に切る。
2. 鍋にじゃがいも、Aを入れて熱し、じゃがいもがやわらかくなるまで煮る。火がとおったらあら熱をとる。
3. 2とBをミキサーにかける。器に盛り、好みでパセリをちらす。

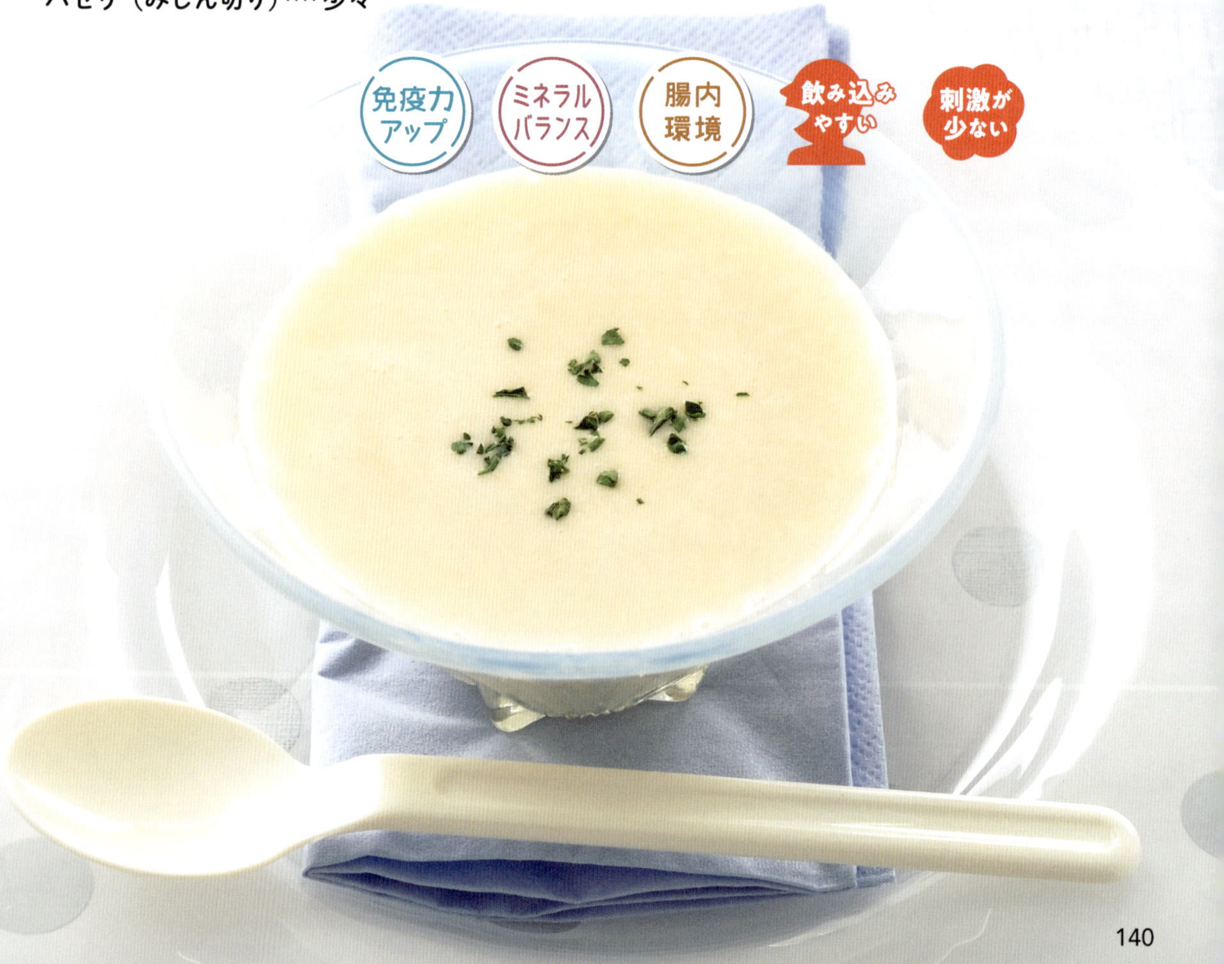
免疫力アップ
ミネラルバランス
腸内環境
飲み込みやすい
刺激が少ない

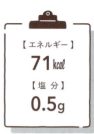

アレンジレシピ

牛乳を使うとなめらかに

枝豆のビシソワーズ

【エネルギー】93 kcal
【塩分】0.5g

免疫力アップ　ミネラルバランス　腸内環境
飲み込みやすい　刺激が少ない

材料と作り方

ヨーグルト の代わりに

牛乳……………………1/2 カップ
ゆで枝豆………………………30 粒

1. 枝豆はじゃがいもといっしょに加える。
ヨーグルトの代わりに牛乳を入れる。

ガンに効くポイントはココ！

牛乳が苦手な人は
ヨーグルト
腸内環境も改善

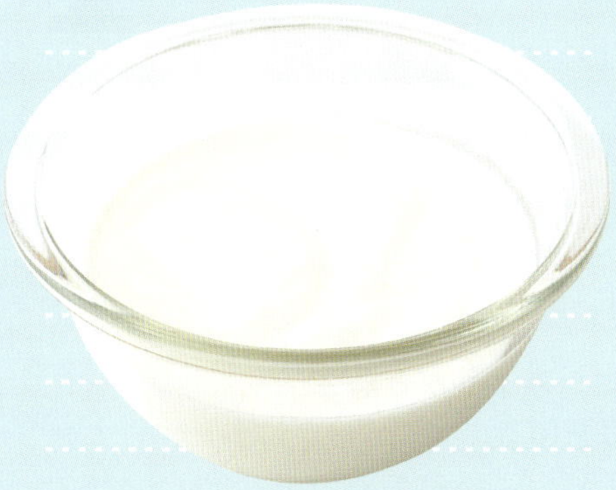

ヨーグルトは腸内環境を改善し、免疫力を高めるといわれています。済陽式食事療法では1日に300～500gとるよう指導しています。ヨーグルトはドライフルーツやはちみつといっしょに食べればいいのですが、ときにはジュースやスープにしてとってはいかがでしょうか。

牛乳はとらないほうがいいという意見もありますが、不足しがちなカルシウムを補給するのに適しています。さらに、発酵食品であるヨーグルトは、腸の働きを活発にする乳酸菌が含まれていて、腸内環境を改善して免疫力を高める作用があります。適量をとるようにしましょう。

しそのさわやかな香りが食欲をそそる

きゅうりと長いもの冷や汁

【エネルギー】45 kcal
【塩分】0.5 g

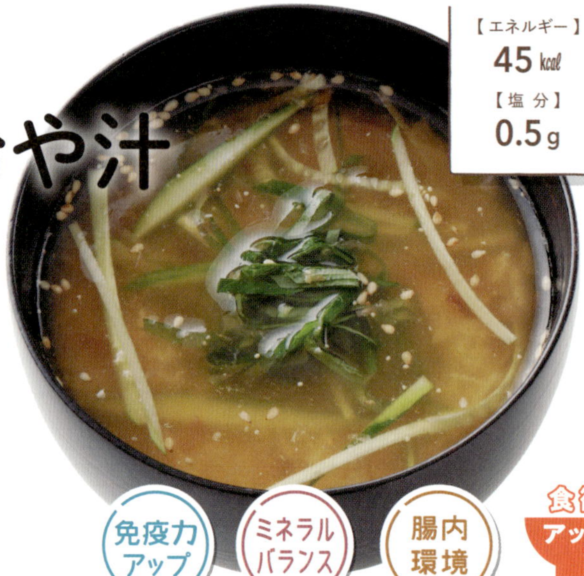

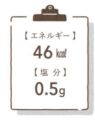

免疫力アップ　ミネラルバランス　腸内環境　食欲アップ

材料（2人分）

長いも……………………100g
きゅうり…………………1/4 本
青じそ……………………2 枚
A | だし汁……………1 カップ
　| 減塩しょうゆ…… 大さじ 1/2
　| 白すりごま………小さじ 1

作り方

1. 長いもは皮をむいてすりおろす。きゅうりと青じそは千切りにする。
2. ボウルに長いも、きゅうり、**A** を入れて混ぜる。
3. 器に **2** を盛り、青じそをのせる。

アレンジレシピ

免疫力を高める長いもをシンプルにいただく

わさびとろろ汁

【エネルギー】46 kcal
【塩分】0.5g

材料と作り方

きゅうり・青じそ の代わりに

みょうが……………………1 個
わさび………………………少々
青のり………………………少々

1. みょうがは千切りにする。
2. 青じその代わりに、みょうがとわさびをのせ、青のりをふる。

免疫力アップ　食欲アップ

栄養満点のグリーンスープ

アボカドとブロッコリーのスープ

【エネルギー】
146 kcal
【塩分】
0.3g

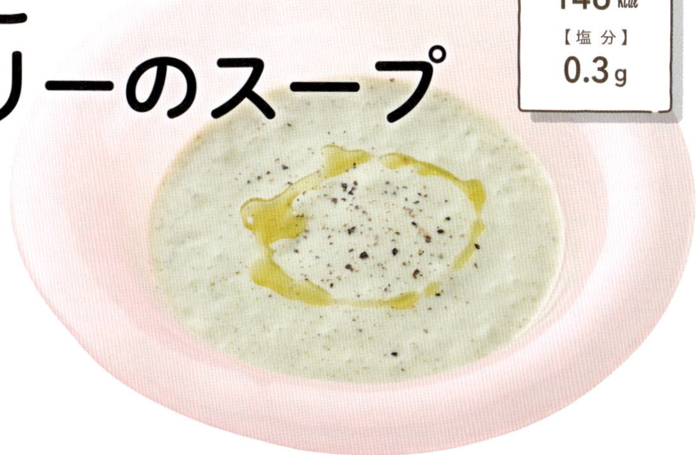

材料（2人分）

アボカド……………… 1/2個
ブロッコリー（ゆで）
………………… 4房（40g）
A｜牛乳…………… 1カップ
｜減塩しお…… 小さじ1/8
オリーブ油……… 小さじ1/2
粗挽きこしょう………… 少々

免疫力アップ
ミネラルバランス
飲み込みやすい
刺激が少ない

作り方

1. アボカドは種を外し、スプーンで中身を取り出す。
2. ミキサーに1、ブロッコリー、Aを入れて、攪拌《かくはん》する。器に注ぎ入れ、オリーブ油をまわし入れ、粗挽きこしょうをふる。

＋アレンジレシピ

βカロテンたっぷりのさっぱりスープ

アボカドとほうれん草のヨーグルトスープ

免疫力アップ
ミネラルバランス
腸内環境
消化しやすい
飲み込みやすい
刺激が少ない

材料と作り方

ブロッコリー・牛乳
の代わりに
ほうれん草（ゆで）…… 1/4束
ヨーグルトドリンク‥1カップ
オリーブ油、減塩しお、粗挽きこしょうは入れない

1. ほうれん草は適当な長さに切る。
2. ほうれん草とヨーグルトドリンクは、ブロッコリー、Aと同じタイミングで加える。

【エネルギー】
139 kcal
【塩分】
0.1g

グレープフルーツの寒天ジュレ

甘さ控えめのさわやかジュレ

材料（2人分）

ルビーグレープフルーツ……1個

A 水……1/2カップ
粉寒天……小さじ1/3
はちみつ……大さじ1

セルフィーユ……少々

作り方

1. グレープフルーツは横半分に切り、スプーンで果肉を取り出す。さらにそこからスクイーザーを用いて果汁をしぼる。
2. 小鍋に**A**を入れて混ぜ、火にかける。寒天が溶けたら火を止め、**1**の果汁を加え、混ぜ合わせる。
3. ボウルに**1**の果肉を入れ、**2**を流し入れる。冷蔵庫で冷やしかためる。
4. **3**をスプーンですくって器に盛り、好みでセルフィーユを飾る。

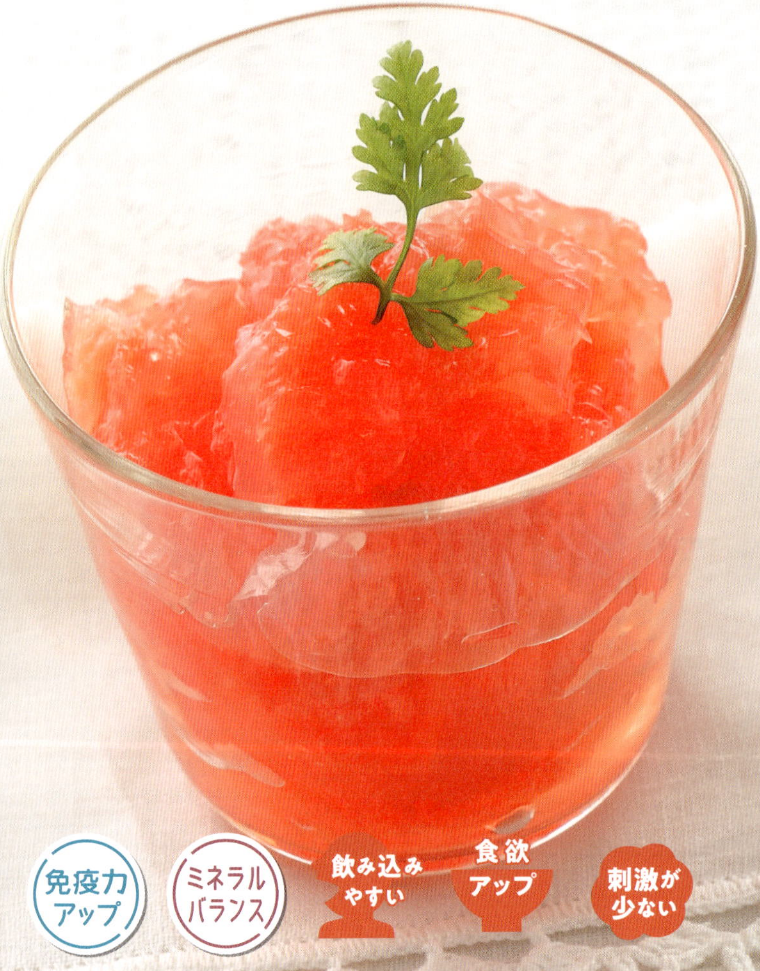

【エネルギー】
77kcal
【塩分】
0.0g

免疫力アップ
ミネラルバランス
飲み込みやすい
食欲アップ
刺激が少ない

＋アレンジレシピ その1

オレンジの甘さと紅茶の風味は相性抜群

オレンジの紅茶ジュレ

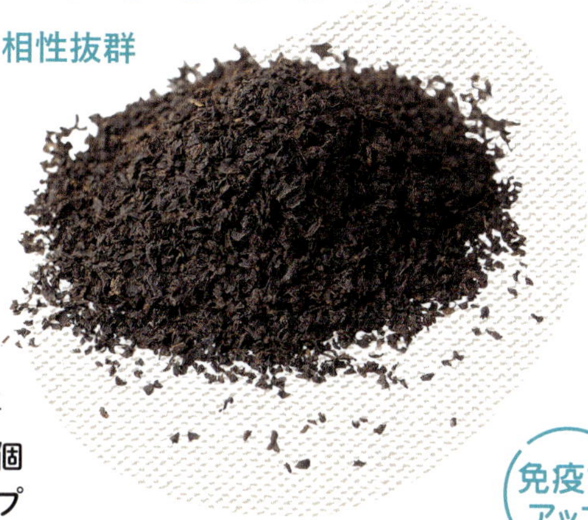

【エネルギー】
79 kcal
【塩 分】
0.0g

材料と作り方

グレープフルーツ・水の代わりに

オレンジ……………………1と1/2個
紅茶…………………………1/2カップ

1. オレンジはグレープフルーツと同じようにして、果汁をしぼり、加える。
2. 水の代わりに紅茶を加える。

免疫力アップ
ミネラルバランス
飲み込みやすい
食欲アップ
刺激が少ない

＋アレンジレシピ その2

抗酸化物質たっぷりのベリー類を使った

ベリーベリージュレ

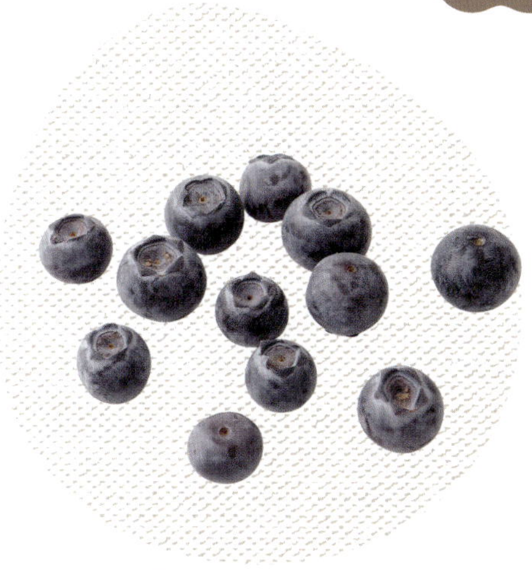

【エネルギー】
61 kcal
【塩 分】
0.0g

材料と作り方

グレープフルーツの代わりに

いちご…………………………8粒
ブルーベリー………………20粒
水……………………………3/4カップ

1. いちごはヘタを取って4等分に切る。
2. 小鍋に水の量を増やした**A**を入れて混ぜ、火にかける。寒天が溶けたら火を止める。
3. ボウルにいちご、ブルーベリーを入れ、**2**を流し入れる。冷蔵庫で冷やしかためる。

免疫力アップ
ミネラルバランス
飲み込みやすい
刺激が少ない

ひんやりしたのどごしが気持ちいい

マンゴースムージー

【エネルギー】130kcal
【塩分】0.1g

材料（2人分）

冷凍マンゴー…………150g
ヨーグルトドリンク
……………………1カップ
はちみつ…………小さじ1

作り方

1. すべての材料を一緒にミキサーにかける。

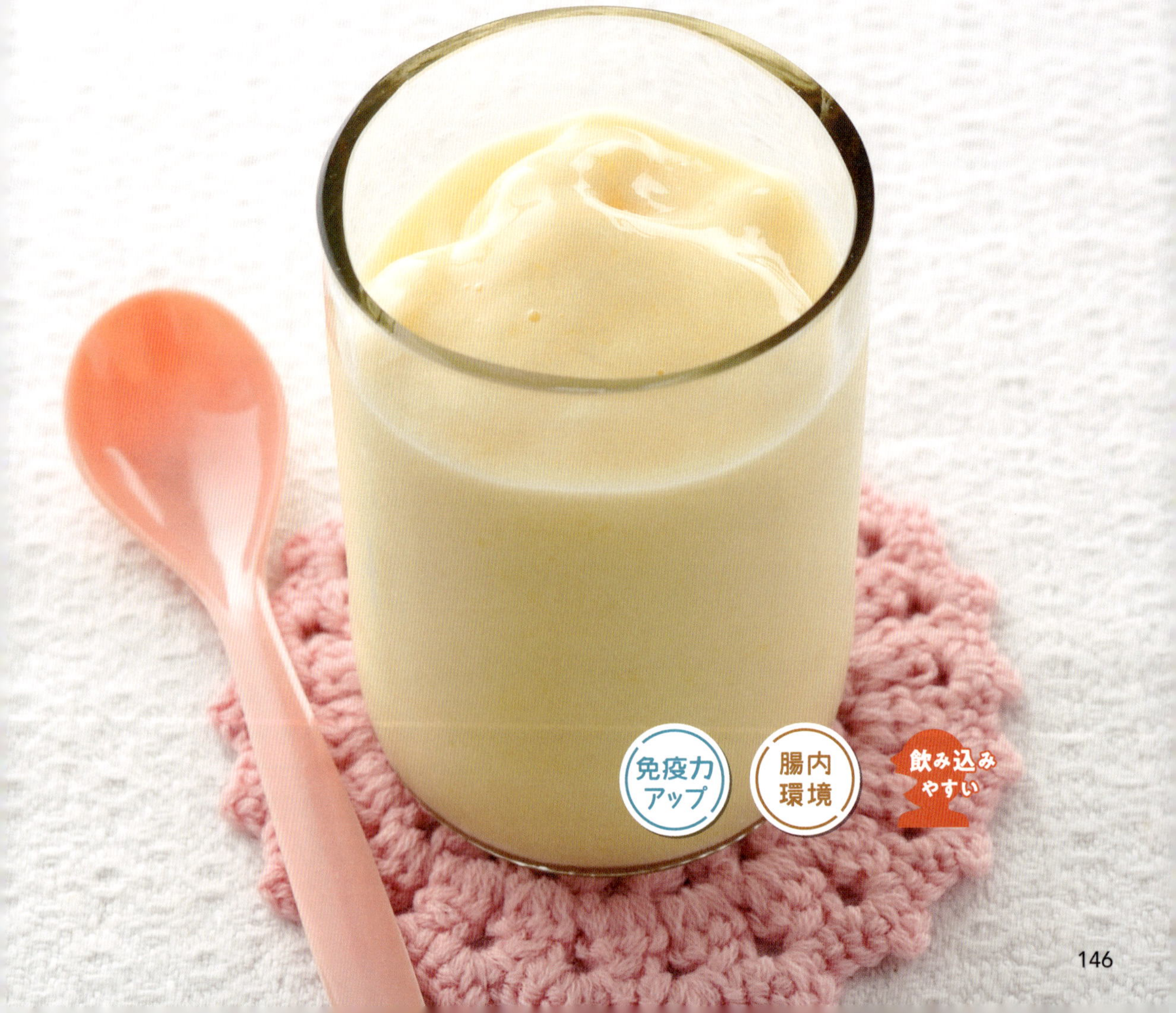

アレンジレシピ その1

ガンに効く食材をダブルに使って

コーヒーバナナスムージー

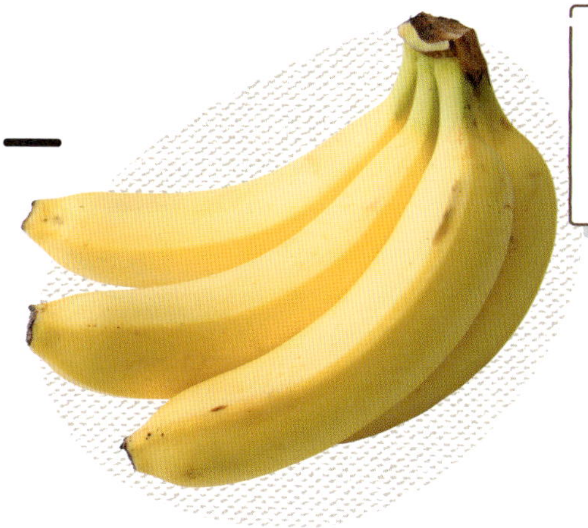

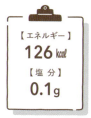

【エネルギー】
93kcal
【塩分】
0.1g

材料と作り方

マンゴー・ヨーグルトドリンク
の代わりに

バナナ……1本
レモン汁……少々
無糖アイスコーヒー……1/2カップ
牛乳……1/2カップ

1. バナナは皮をむいてひと口大に切り、レモン汁をからめて冷凍しておく。
2. マンゴーの代わりにバナナ、ヨーグルトの代わりにコーヒー、牛乳を加える。

免疫力アップ　腸内環境　飲み込みやすい

アレンジレシピ その2

南国のフルーツを使ってお手軽に

トロピカルジェラート

免疫力アップ　腸内環境　飲み込みやすい

【エネルギー】
126kcal
【塩分】
0.1g

材料と作り方

マンゴー・ヨーグルトドリンク
の代わりに

パイナップル……100g
パパイア……100g
牛乳……1/2カップ
ココナッツミルク…1/4カップ

1. パイナップルはひと口大に切り、冷凍しておく。パパイアは種を取り除き、皮をむいてひと口大に切り、冷凍しておく。
2. マンゴーの代わりにパイナップルとパパイア、ヨーグルトの代わりに牛乳、ココナッツミルクを加える。

クリームチーズのような味わい

クレームダンジュ風

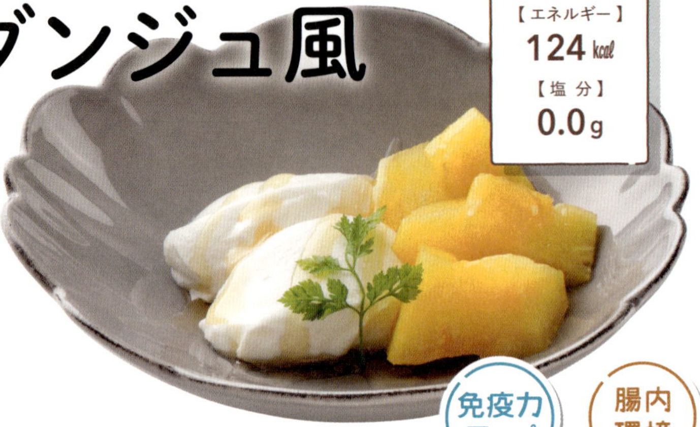

【エネルギー】
124 kcal
【塩分】
0.0g

免疫力アップ

腸内環境

材料（2人分）

ギリシャヨーグルト（無糖）……150g
パイナップル……100g
はちみつ……小さじ 2
セルフィーユ……少々

作り方

1. パイナップルはひと口大に切る。
2. ギリシャヨーグルトをスプーンですくって器に盛り、パイナップルを添え、はちみつをかける。好みでセルフィーユを飾る。

ガンに効くポイントはココ！

免疫力を高める
はちみつ
は 1 日に大さじ 2 杯

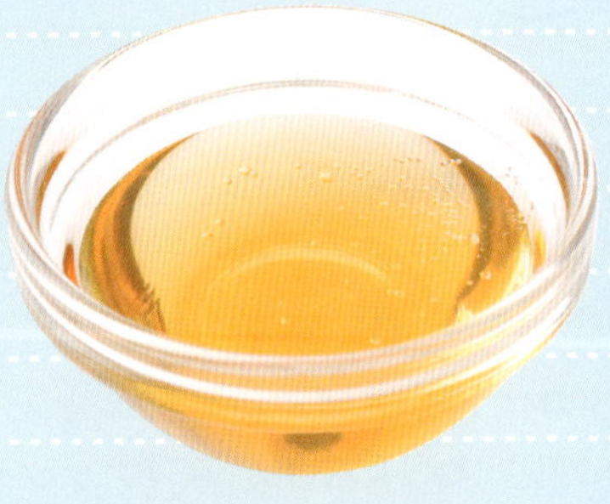

ギリシャ神話にも登場するはちみつは、世界最古の甘味料といっていいでしょう。成分の約 8 割を糖質が占めていますが、ビタミン B 群、ビタミン C、クエン酸、乳酸、亜鉛などさまざまな栄養素を含んでいます。栄養補給、疲労回復に効果があり、免疫力を高める健康食品としてよく知られています。薬効の高さは古くから認められていて、漢方では生薬をはちみつで練り合わせ、日本でも口内炎の治療薬として認められています。

ひと手間加えてりんごを楽しむ

りんごとプルーンのコンポート

【エネルギー】168 kcal
【塩分】0.1 g

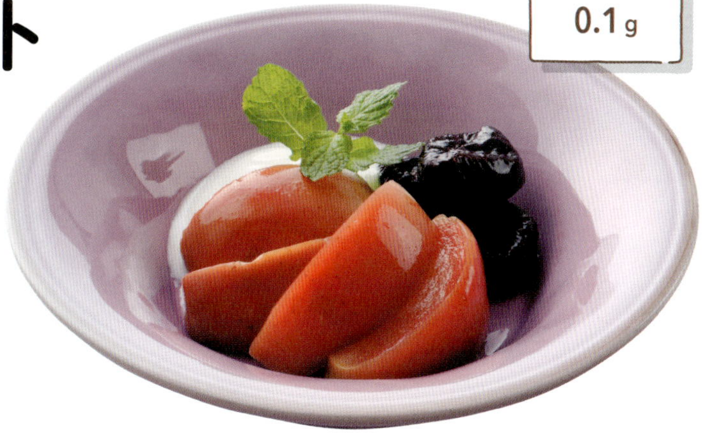

材料（2人分）

りんご……1個
A はちみつ……大さじ1
　レモン汁……大さじ1
ドライプルーン……4個
プレーンヨーグルト……100g
ミント……少々

免疫力アップ　腸内環境

作り方

1. りんごは芯を取り除き、8等分のくし形に切って、耐熱ボウルに入れる。
2. 1にAを加えて軽く混ぜ合わせ、ラップをかけて電子レンジ（600W）で3分加熱し、ドライプルーンを加えてさらに1分加熱する。ラップをはずして、あら熱をとる。
3. 2を器に盛り、ヨーグルトを添え、好みでミントを飾る。

アレンジレシピ

季節の果物を使ったバリエ

洋なしとレーズンのコンポート

免疫力アップ　腸内環境

材料と作り方

りんご・ドライプルーン
の代わりに
洋なし……1個
ドライレーズン……10粒

1. 洋なしは皮をむいて芯を取り除き、8等分のくし形に切り、耐熱ボウルに入れる。
2. 洋なしはりんごと同じタイミングで、ドライレーズンはドライプルーンと同じタイミングで加える。

【エネルギー】121 kcal
【塩分】0.1 g

動物性食品を使わないヘルシープリン

抹茶豆乳プリン黒みつがけ

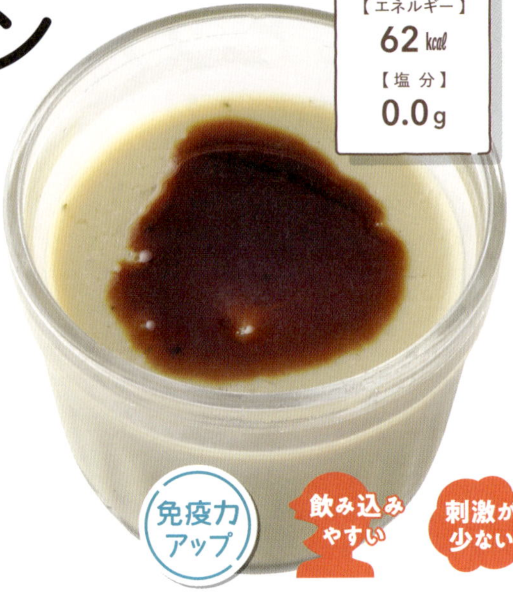

【エネルギー】
62 kcal
【塩 分】
0.0g

免疫力アップ
飲み込みやすい
刺激が少ない

材料（2人分）

抹茶パウダー……小さじ1
無調整豆乳……1/2カップ
A
- 粉寒天……小さじ1/2
- 水……1/2カップ
- はちみつ……小さじ2

黒みつ……小さじ2

作り方

1. ボウルに抹茶を入れ、豆乳を少しずつ加えながら抹茶を溶かし、混ぜ合わせる。
2. 小鍋に**A**を加えて混ぜ、火にかける。寒天が溶けたら火を止める。
3. **1**を加え、混ぜ合わせる。グラスに流し入れ、冷蔵庫で冷やしかためる。
4. 食べるときに黒みつをかける。

⊕アレンジレシピ

季節の果物を使ったバリエ

いちごのミルクプリン

免疫力アップ
飲み込みやすい
刺激が少ない

材料と作り方

抹茶・豆乳・黒みつの代わりに

いちご……50g
牛乳……1/2カップ
はちみつ……小さじ2

1. いちごはヘタを取って、フォークの背でつぶし、牛乳と混ぜ合わせる。
2. **1**は抹茶と同じタイミングで**A**に加える。
3. 黒みつの代わりにはちみつをかける。

【エネルギー】
87 kcal
【塩 分】
0.1g

ほっこり温まり、免疫力を高める

はちみつしょうがのくず湯

【エネルギー】
82 kcal
【塩分】
0.0g

材料（2人分）

しょうが……………1/2かけ
A｜水………1と1/2カップ
　｜くず粉………………20g
　｜はちみつ………小さじ4
レモン…………………少々

作り方

1. しょうがはすりおろす。
2. 小鍋に**1**と**A**を入れて火にかけ、木べらでかき混ぜながら温める。くず粉が溶けたら、グラスに注ぎ、好みでレモンを浮かべる。

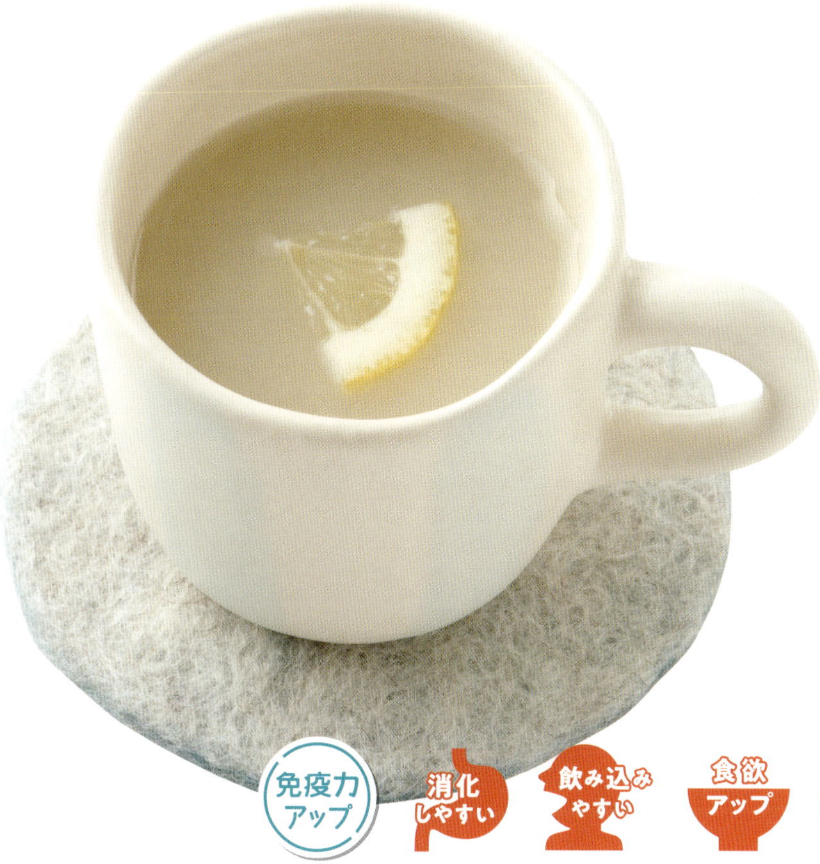

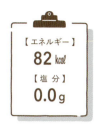

免疫力アップ
消化しやすい
飲み込みやすい
食欲アップ
刺激が少ない

済陽式食事療法で知っておきたい基本知識

三大療法

◆抗ガン剤治療

薬剤でガン細胞を攻撃して増殖を抑制したり、縮小させたりする。複数組み合わせることもある。抗ガン剤が効きやすいガン、効きにくいガンがある。正常な細胞も攻撃するので副作用が強い。

◆放射線治療

放射線を照射してガン細胞にダメージを与える。抗ガン剤に比べると副作用が少ないが、受けられる医療機関が少ない。ガン細胞への照射が正確にできるかどうかが、治療効果を左右する。

◆手術

ガン細胞を切除して取り除く。かつてはガン細胞を確実に取り除くため、大きく切除していたが、最近はからだへの負担を少なくするため、小さく切除する手術が主流。早期ガンの場合は内視鏡による手術が増えている。

◆副作用

三大療法はすべて、からだにダメージを与える。手術では体力が落ち、切除した部分がスムーズに回復するかは個人差がある。抗ガン剤や放射線は治療中に起こる口内炎、吐き気、食欲低下などさまざまな症状を副作用と呼ぶ。

◆晩期ガン

ガン細胞が増殖し、離れた臓器やリンパ節に転移している状態。再発ガンも含む。一般的には末期ガンとも呼ばれる。三大療法が適用されないことも多い。

◆免疫力（自然治癒力）

病気やケガを治癒するために人間がもともっている力が自然治癒力。免疫力はその中心となっていて、体外から侵入した異物や、体内の有害な物質（ガン細胞など）を攻撃して無力化する。

◆免疫細胞（白血球）

白血球が免疫力の主力を担っている。白血球には顆粒球、リンパ球（ＮＫ細胞／ナチュラル・キラー細胞）、マクロファージなどがあり、それぞれ役割がある。なかでもＮＫ細胞はガン細胞を直接攻撃して死滅させるといわれている。免疫細胞とも呼ばれる。

◆発ガン性物質

正常な細胞をガン化させる物質。アフラトキシン、アスベスト、ピロリ菌、肝炎ウイルスなど多数ある。

◆代謝

生命を維持するために体内で起こる反応の総称。食べ物を食べて、エネルギーをつくり出したり、細胞をつくりかえたりすることを代謝と呼ぶ。

◆活性酸素

クエン酸回路でエネルギーが発生してできる燃えカスのようなもの。不安定な物質で周囲の細胞を酸化させて傷つける。例えば、ゴムが長期間経つと劣化してボロボロになるのも酸化によるもの。

◆過酸化脂質

体内の脂質が活性酸素によって酸化してできる。遺伝子を傷つけてガン細胞を発生させたり、動脈硬化を促進したり、免疫力の低下を招いたりする。

◆飽和脂肪酸

酸化しやすい脂肪酸のこと。肉の脂に多く含まれている。バター、パーム油、やし油などにも含まれている。

◆不飽和脂肪酸

酸化しにくく、適度にとるとよいとされている。植物油や青魚に含まれている。調理油は酸化しにくいオリーブ油かごま油がおすすめ。

◆抗酸化物質

活性酸素と結びついて無害化させる物質の総称。酸素に触れたり、加熱すると失われたりするものが多いが、なかには加熱することで活性化するものもある。

◆クエン酸回路（代謝）

細胞内のミトコンドリアに存在する、エネルギーをつくり出す装置。食べ物は腸で消化・吸収されて細胞に運ばれ、ここでエネルギーにつくりかえられる。その際、活性酸素も発生する。

◆ビタミン

炭水化物やたんぱく質、脂質を代謝するためにはビタミンが欠かせない。必要な量は少ないが、不足すると代謝がスムーズにできなくなり、細胞の新陳代謝がうまくできなくなったり、疲れやすくなったり、病気になりやすくなったりする。ビタミンは全部で13種類あるが、ガン予防には、抗酸化作用の強いビタミンA（βカロテン）、ビタミンC、ビタミンEのほか、クエン酸代謝をスムーズにするビタミンB_1が特に大切。

◆ファイトケミカル

植物の色、香り、苦み、渋みなどの成分の総称。紫外線や虫など、外敵から身を守るために植物がつくり出した物質。トマトに含まれるリコピン、ベリー類に含まれるアントシアニン、ねぎ類に含まれるイオウ化合物、緑茶に含まれるカテキン、しょうがに含まれるショウガオールなどがよく知られる。抗酸化作用が強かったり、抗ガン作用があったりするものも多い。1種類だけをとるよりも数種類をいっしょにとったほうがよい。

◆ミネラル

細胞をつくりかえたり、エネルギーをつくったり、生命活動を維持するために必要なミネラルが必須ミネラル。必要な量はごくわずかだが、不足するとさまざまな異常が現れる。亜鉛不足による味覚障害、カルシウムやマグネシウムの不足による骨粗しょう症、ナトリウムのとりすぎは高血圧を招く。不足だけでなくとりすぎによる弊害もあるので、摂取量の上限が決められているものもある。食べ物でとる場合は、とりすぎる心配はほとんどない。ガン予防には、ナトリウムの排泄を促し体内のミネラルバランスを正常にするカリウムをとったほうがよい。

◆ミネラルバランス

体内のナトリウムとカリウムの濃度は一定の濃度になるよう、コントロールされている。ナトリウムとカリウムのバランスをミネラルバランスという。健康な人の血液中は、ナトリウムのほうが多く、海水と同じ程度の濃度になっている。細胞内のナトリウム濃度はそれほど高くなく、カリウムのほうが多くなっている。

ところが、塩分をとりすぎると血液中のナトリウム濃度が高くなりすぎるため、それを下げようとして細胞内にナトリウムを移動する。その結果、細胞内のナトリウム濃度が高くなってしまう。細胞内のナトリウム濃度が高すぎると、細胞が傷つきやすくなり、細胞がガン化しやすいといわれている。

塩分を過剰摂取しがちな現代人は、野菜や果物をたくさんとって、カリウムを補給する必要がある。

たんぱく質

◆動物性たんぱく質

動物性食品に含まれるたんぱく質。たんぱく質はアミノ酸で構成されていて、体内の細胞をつくる原料となっている。アミノ酸は約20種類あるが、そのうち8種類は体内で合成できず、食べ物からとる必要がある。

動物性たんぱく質は、この8種類の必須アミノ酸がバランスよく含まれていて質のよいたんぱく質といわれている。ただ、最近は動物性たんぱく質を多くとるほど、肝臓の負担が大きくなり、発ガンにつながってしまうと考えられ、とりすぎないようすすめられている。

◆植物性たんぱく質

植物に含まれているたんぱく質。野菜、きのこ類、海藻類にもたんぱく質は含まれているが、必須アミノ酸のなかには少ししか含まれていないものがあるため、質のよいたんぱく質とはいえない。植物のなかでは、大豆・大豆加工食品のアミノ酸バランスが動物性たんぱく質に近く、質のよいたんぱく質源といわれる。

植物性たんぱく質はとりすぎても発ガンのリスクがないので、ガン治療中は大豆・大豆加工食品でたんぱく質をとるようすすめられる。酸化しやすい脂質を含んでいないため、ガン予防以外に、動脈硬化予防にもおすすめ。

◆腸内環境（善玉菌・悪玉菌）

腸内環境を改善して免疫力を高める「バイオジェニックス健康法」が注目されている。東京大学名誉教授の光岡《みつおか》知足《ともたり》先生（故人）は、乳酸菌が小腸のパイエル板を刺激して、免疫力を高めることを実証した。乳酸菌をとると、腸内の善玉菌が増えて腸内環境を整えてくれる。腸内環境が悪化して、悪玉菌が増えると老廃物や有害物質が腸内にたまり、発ガンのリスクが高くなる。腸内環境をよくする乳酸菌はヨーグルトに含まれている。

食物繊維

◆水溶性食物繊維

水に溶けやすい食物繊維。海藻類や果物や納豆に多く含まれている。腸内に入るとゲル状になり、余分なコレステロールを体外に排泄したり、ブドウ糖が腸で吸収されるのをゆるやかにしたりする。善玉菌のエサになるので、腸内環境の改善に役立つ。

◆不溶性食物繊維

水に溶けない食物繊維。植物の細胞壁の構成成分。根菜類やきのこ類、玄米などに多く含まれている。腸内で水分を吸収すると、カサが増して腸の蠕《ぜん》動《どう》運《うん》動《どう》を活発にし、便秘の改善に働く。とりすぎるとかえって腸に負担をかけてしまうので注意が必要。ジューサーにかけるとほとんどが取り除かれてしまう。

◆ジューサー

済陽式食事療法では、ジュースはジューサーでつくるようすすめている。ジューサーは不溶性食物繊維を取り除くため、サラサラしたジュースになる。植物の栄養素を効率よくとることができる。ミキサーを使うとドロドロしたジュースになり、食物繊維が多く腸に負担がかかるので、食事療法にはおすすめできない。

◆農薬

農産物の生産性を高めるために、一般に流通されている野菜には農薬が使われている。農薬のなかには、発ガン性のリスクが指摘されているものもある。食事療法中は無農薬の野菜を購入するのが理想。難しい場合は、よく洗う、皮をむいて使うなど農薬を取り除く工夫をしよう。

◆食品添加物

食べ物の保存性を高めたり、食感や味、見た目をよくしたりするために使われている。動物を使った実験で安全性は確認されているが、天然由来のものは確認されていないものもある。食事療法中は、食品添加物の入った加工食品はできるだけ口にしないようにしよう。

◆ナチュラルミネラルウォーター

地下水源から採取し、加熱殺菌されていない水のこと。地層中のミネラルが溶け込んでいる。採取地は土壌汚染の心配がないところを選ぼう。

◆タバコの害

タバコには２００種類以上の有害物質が含まれている。なかでもタールやニコチンは発ガンと関係があり、喫煙している人はそうでない人に比べ、発ガンのリスクが高くなっている。治療中は禁煙。

◆アルコールの害

１９８８年にＷＨＯはアルコールが口腔や喉頭、咽頭、肝臓のガンに対して発ガン性を有すると発表した。また、アルコールの過剰摂取は肝臓に負担をかけてしまう。治療中は禁酒が原則。

な

は

ま

や　わ

本文さくいん

あ

か

さ

た

動物性たんぱく質

ごはん・めん類

果物

ジュース

食材別レシピさくいん

野菜・海藻類・きのこ類

植物性たんぱく質

【監修者略歴】

済陽 高穂《わたよう たかほ》

西台クリニック理事長。
1945年宮崎県生まれ。千葉大学医学部卒業後、東京女子医科大学消化器病センター入局。米国テキサス大学外科教室に留学し、消化管ホルモンを研究する。帰国後、東京女子医科大学助教授、都立荏原病院外科部長、都立大塚病院副院長などを務める。2008年三愛病院医学研究所所長、西台クリニック院長に就任。17年より現職。ガンの三大療法に「済陽式食事療法」を併用することで、多くのガン患者さんを治癒・改善に導いている。
著書に『今あるガンが消えていく食事』（マキノ出版）、監修書に『今あるガンに勝つジュース』（新星出版社）、『ガンが消える食べ物事典』（PHP研究所）など多数。

【レシピ・料理製作】

松尾 みゆき《まつお みゆき》

管理栄養士、料理研究家。
食品メーカーでメニュー開発に約5年携わり、独立。現在は健康と料理をテーマに食全般のコーディネーターとして、書籍、雑誌、テレビ、ウェブ、企業のアドバイザーなどを中心に活躍。
『たんぱく質がたっぷりとれる スープジャー弁当』（新星出版社）、『10分でできる子どものヘルシーおやつ』（PHP研究所）など著書多数。

新装版 今あるガンが消えるスープ

2024年9月17日　第1版第1刷発行

監修	済陽 高穂
レシピ製作	松尾みゆき
発行者	岡 修平
発行所	株式会社ＰＨＰエディターズ・グループ
	〒135-0061 江東区豊洲 5-6-52
	☎ 03-6204-2931
	https://www.peg.co.jp/
発売元	株式会社ＰＨＰ研究所
東京本部	〒135-8137 江東区豊洲 5-6-52
	普及部　☎ 03-3520-9630
京都本部	〒601-8411 京都市南区西九条北ノ内町 11
PHP INTERFACE	https://www.php.co.jp/
印刷所 製本所	TOPPAN クロレ株式会社

ISBN978- 4-569-85785-5

本書は、2012年3月にPHP研究所より刊行された『今あるガンが消えるスープ』（PHPビジュアル実用BOOKS）を一部改訂の上、新装復刊したものです。

ブックデザイン	佐藤美枝子 大竹英子 近藤圭吾 （SANKAKUSHA）
イラスト	しかのるーむ （戸倉美枝）
写真	三村健二
スタイリング	大沢早苗
編集協力	大政智子
組版	白石知美・安田浩也 （システムタンク）